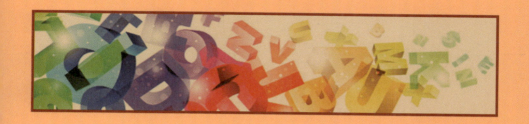

Exercitando Se Aprende

Exercitando Se Aprende

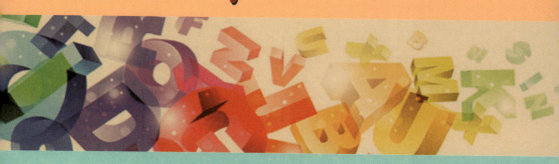

Fernanda Miguel Torres
**Fonoaudióloga pela Faculdade Metodista Integrada Izabela Hendrix – Belo Horizonte, MG
Pós-Graduação em Linguagem pela Universidade de Ribeirão Preto (UNAERP), SP**

REVINTER

Exercitando Se Aprende
Copyright © 2016 by Livraria e Editora Revinter Ltda.

ISBN 978-85-372-0669-0

Todos os direitos reservados.
É expressamente proibida a reprodução
deste livro, no seu todo ou em parte,
por quaisquer meios, sem o consentimento,
por escrito, da Editora.

Contato com a autora:
fernandamigueltorres@hotmail.com

CIP-BRASIL. CATALOGAÇÃO NA PUBLICAÇÃO
SINDICATO NACIONAL DOS EDITORES DE LIVROS, RJ

T648e

Torres, Fernanda Miguel
Exercitando se aprende/Fernanda Miguel Torres. – 1. ed. – Rio de Janeiro: Revinter, 2016.
il.

ISBN 978-85-372-0669-0

1. Fonoaudiologia. I. Título.

16-29963 CDD: 616.855
CDU: 616.89-008.434

A responsabilidade civil e criminal, perante terceiros e perante a Editora Revinter, sobre o conteúdo total desta obra, incluindo as ilustrações e autorizações/créditos correspondentes, é do(s) autor(es) da mesma.

Livraria e Editora REVINTER Ltda.
Rua do Matoso, 170 – Tijuca
20270-135 – Rio de Janeiro – RJ
Tel.: (21) 2563-9700 – Fax: (21) 2563-9701
livraria@revinter.com.br – www.revinter.com.br

Dedico esta obra ao meu filho Bruno, ao meu esposo Galbaney e aos meus amigos – irmãos que sempre foram meus grandes e verdadeiros tesouros.

Agradeço a Deus por me ajudar e ensinar-me a enfrentar a vida de frente, sem desanimar.

PREFÁCIO

Este é um livro para ser usado por profissionais, como fonoaudiólogos, psicopedagogos, professores e até mães, interessados no desenvolvimento da linguagem.

O livro está composto de exercícios para ajudar pacientes na aquisição e aperfeiçoamento da linguagem oral e escrita (exercícios para: vogais, fonemas, consciência fonológica, rimas, frases, separação e junção de sílabas, sequência lógica, interpretação de texto, etc.).

Por meio dos exercícios, podemos trabalhar com enfoque em distúrbios de aprendizado e linguagem (alfabetização, troca de letras, linguagem oral e escrita, etc.).

Os exercícios estão direcionados e serão aplicados com muita facilidade pelos profissionais das áreas afins. São muito úteis e de fácil entendimento tanto para os pacientes quanto para o terapeuta. Obtém-se, assim, um resultado muito gratificante, qualitativo e quantitativo, na melhora da linguagem em geral.

SUMÁRIO

Exercícios com Vogais 1

Exercícios com o Fonema V 5

Exercícios com o Fonema F 9

Exercícios com o Fonema J.................................... 13

Exercícios com o Fonema Z 17

Exercícios com o Fonema CH.................................. 19

Exercícios com o Fonema P 21

Exercício com o Fonema B 23

Exercícios com o Fonema T 27

Exercícios com o Fonema D 31

Exercícios com o Fonema K 33

Exercícios com o Fonema G 37

Exercícios com o Fonema S 39

Exercícios com o Fonema – S.................................. 43

Exercícios com o Fonema M................................... 47

Exercícios com o Fonema N 49

Exercícios com o Fonema NH 53

Exercícios com o Fonema r.................................... 57

Exercícios com o Fonema R 61

Exercícios com o Fonema – R.................................. 65

Exercícios com o Fonema L 69

Exercício com o Fonema LH.................................... 73

Exercícios com o Fonema – L.................................. 77

Exercícios (Separação e Junção de Sílabas, Consciência
Fonológica, Rima, Sequência Lógica, Frases etc.) 81

Textos.. 101

Baralho das Letras 115

Bibliografia 125

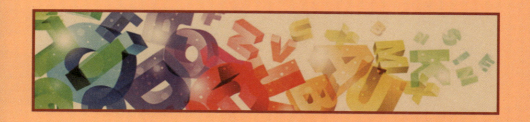

Exercitando Se Aprende

EXERCÍCIOS COM VOGAIS

1. LIGUE AS FIGURAS QUE COMECEM COM A MESMA VOGAL

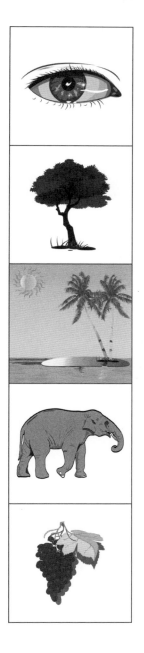
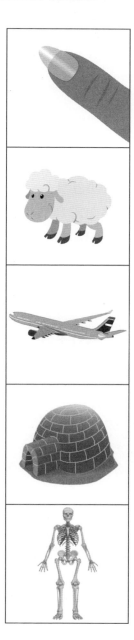

2. VAMOS MARCAR AS PALAVRAS QUE COMECEM COM VOGAIS

AMORA	TATU	ELEFANTE	BALA	IGREJA	OVO
URUBU	AMOR	BOLO	VACA	ISCA	ÁGUA
CASA	OBRIGADO	IMÃ	URSO	DEDO	FIO
ESCOLA	OBRA	AMÉM	UVA	GATO	CÃO
TIGRE	AMIGO	EMA	MALA	NUVEM	JIPE
RUA	ESPERTO	VELA	AVIÃO	OSMAR	FOLHA
UNHA	PANDA	ASSOVIAR	ESCURO	VOVÓ	VERDE

3. RESPONDA

COMO O CACHORRO FAZ? _____

QUANDO NOS MACHUCAMOS, O QUE FALAMOS? _____

QUANDO ENCONTRAMOS UM AMIGO, DIZEMOS? _____

QUANDO TROPEÇAMOS, FALAMOS? _____

QUANDO NOS ASSUSTAMOS, FALAMOS? _____

4. JUNTE E LEIA AS PALAVRAS

A + U = _____	A + I = _____
O + I = _____	U + E = _____

Exercícios com Vogais

5. LIGUE AS VOGAIS QUE INICIAM AS FIGURAS

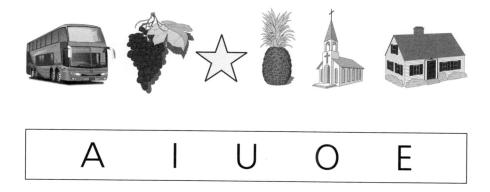

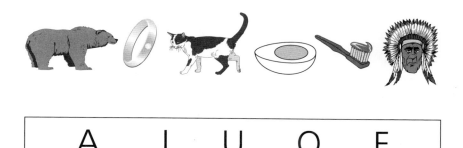

EXERCÍCIOS COM O FONEMA V

1. LEIA AS PALAVRAS

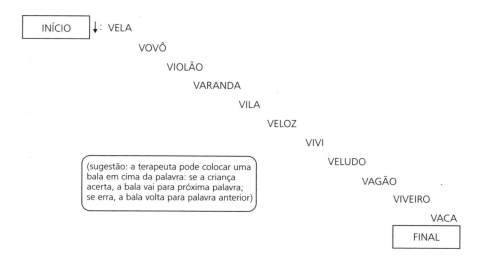

2. PROCURE OS AMINAIS (VACA, POLVO, VERME, AVESTRUZ) QUE ESTÃO ESCONDIDOS NAS FRASES E MARQUE-OS

COMPREI NA PADARIA VÁRIAS CAVACAS.

VANDA GANHOU UM BELO VESTIDO VERMELHO.

DURANTE A CAÇA, OS ANIMAIS FICARAM POLVOROSOS.

VACARIA É A DENOMINAÇÃO DE UMA CIDADE DO RIO GRANDE DO SUL.

O AVESTRUZEIRO APÓS A CAÇA NEGOCIA A PLUMAGEM DO ANIMAL.

3. RETIRE A TERCEIRA SÍLABA, E ESCREVA A PALAVRA NOVA

VELHOTE = _____

VARADA = _____

DEVORAR = _____

LEVADA = _____

VALETA = _____

VOTAÇÃO = _____

CURVADO = _____

SALVADOR = _____

NOVATO = _____

NAVEGAR = _____

POVOAR = _____

NOIVADO = _____

4. NUMERE A SEGUNDA COLUNA DE ACORDO COM A PRIMEIRA

1. VENTO

2. VIOLA

3. NEVE

4. GAVETA

5. INVERNO

6. LUVA

7. OVO

(   ) GAVETÃO

(   ) VIOLÃO

(   ) VERÃO

(   ) NEVASCA

(   ) LUVEIRO

(   ) AVE

(   ) VENTANIA

Exercícios com o Fonema V

5. COLORE OS DESENHOS QUE COMECEM COM V

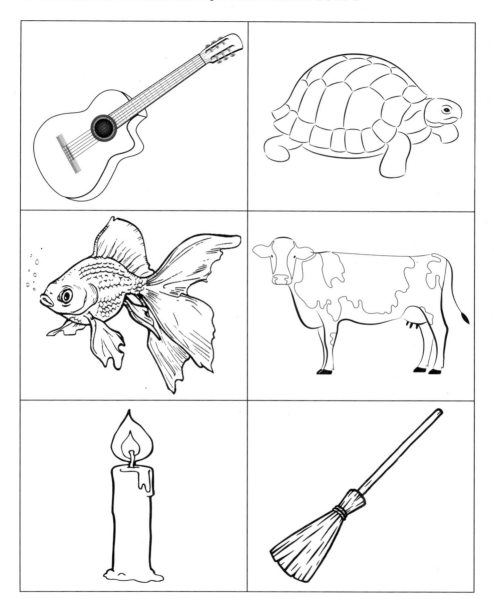

EXERCÍCIOS COM O FONEMA F

1. COMPLETE AS PALAVRAS COM FA, FE, FI, FO E FU

_____STA	_____LA	_____GO	_____LANO	_____BÁ
_____MÍLIA	_____MINTA	_____RMIGA	_____RACÃO	_____TA
_____RIAS	_____RNO	_____LHO	_____CA	_____LSA

(FESTA, FAMÍLIA, FÉRIAS, FALA, FAMINTA, FORNO, FIGO, FORMIGA, FILHO, FULANO, FURACÃO, FOCA, FUBÁ, FITA, FALSA).

(Sugestão: outra opção é o terapeuta ditar as palavras).

2. COMPLETE AS FRASES COM: FORNADA, FORMIGUEIRO, FUBÁ, FERRUGEM, FOSFÓRO

O MEU FERRO DE ENGOMAR FICOU COM _____

FIZ UMA FOGUEIRA COM UM SÓ _____

FAREI AINDA HOJE UM BOLO DE _____

FELIPE QUASE PISOU NUM _____

ESTES PÃES FORAM DESTA _____

3. FAÇA FRASES COM

FORMA: _____

FUSCA: _____

FÉ: _____

FIRMEZA: _____

FAROL: _____

4. LEIA E ESCREVA

FA + FE = _____	FO + I = _____
FI + A = _____	FO + FU = _____
FU + E = _____	FE + I + A = _____
FA + MA = _____	FI + O = _____
FO + GO = _____	FI + GA = _____
FU + I = _____	FO + FA = _____

5. LIGUE AS PALAVRAS IGUAIS

FAROL	FIEL
FITA	FONTE
FOGÃO	FAROL
FIEL	FIO
FONTE	FOGÃO
FOCA	FITA
FIO	FOCA

6. COLOQUE AS PALAVRAS NA COLUNA CERTA

FAROL, FERRO, FILME, FIGA, FALCÃO, FUNIL, FORMIGA, FURÃO, FOGUE-TE, FOCA, FUINHA, FOGÃO, FAISÃO, FÓSFORO, FLAMINGO, FOLHETO.

É UM ANIMAL	É UM OBJETO

Exercícios com o Fonema F

7. COLORE AS PALAVRAS QUE TENHAM FA, FE, FI, FO E FU

XERIFE	SEGURO	FORA	GARRAFA	SODA
VASTA	OLFATO	NORTE	SAFIRA	PARAFUSO
DESFILOU	PEDAÇO	ENFEITE	CHEFIA	REFORÇO
MANTEIGA	FURO	PINGO	LIMPA	FOSCO

8. DESENHE

FUMAÇA, FORNO, LAÇO DE FITA, FADA, FEITICEIRA, FORMIGA.

EXERCÍCIOS COM O FONEMA J

1. CIRCULE AS PALAVRAS COM O FONEMA J

JATO	FUBÁ	JAQUETA	VELA	JUVENIL
FADA	JACARÉ	DADO	JEJUM	JACA
JANELA	TOCHA	JUAREZ	FOLHA	JUCA
JOAQUIM	BALA	DADO	BOLA	JOANA
JANGADA	JOGO	CANJICA	FÉRIAS	JORNAL

2. RETIRE A PRIMEIRA LETRA E ESCREVA A PALAVRA NOVA

JATO = _____   JAULA = _____

GEMA = _____   GESÃO = _____

FATO = _____   JUNGIDO = _____

JANTA = _____   JAMAIS = _____

GENTE = _____   RUGIDO = _____

JECA = _____   RUGIR = _____

JUMA = _____   CANJA = _____

3. VAMOS LER E ESCREVER

U + JA = _____   A + JO = _____

O + JU = _____   JI + JE = _____

JA + JO = _____   JE + JU = _____

JU + JA = _____   JO + JI = _____

JA + JÊ = _____   JO + JA = _____

4. VAMOS LER E SEPARAR

AJU = _____   IJU = _____

OJA = _____   JOJA = _____

JUJU = _____   EJA = _____

5. LIGUE OS NOMES AO DESENHO

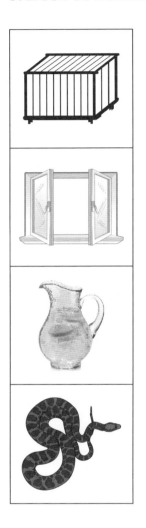

JIBOIA

JANELA

JAULA

JARRA

Exercícios com o Fonema J

6. PROCURE NAS FRASES OS ANIMAIS ESCONDIDOS (JAGUAR, JACARÉ, JABUTI, CARANGUEJO) E CIRCULE

JANAÍNA NASCEU EM JACAREÍ.

JABUTICABA É UMA FRUTA.

GANHEI UMA CESTA COM JABUTICABAS.

A CARANGUEJOLA NÃO ESTÁ FIRME E PODE CAIR.

JAGUARENSE É O INDIVIDUO NATURAL DE JAGUARÃO.

7. MARQUE O QUE É MEIO DE TRANSPORTE

JIPE	JUTA	GENGIBRE	JEGUE
JAMANTA	GERGELIM	JURUBEBA	JANGADA
JIBOIA	JUMENTO	GIGANTE	JALECO

8. ESCREVA FRASES COM

CORUJA _____

TIGELA _____

CANJICA _____

JOGADOR _____

JUBA _____

CAJU _____

EXERCÍCIOS COM O FONEMA Z

1. LEIA

INÍCIO

ZEBRA

ZAZA

ZEBU

ZORRO

ZANGA

ZERO   ZICA

ZECA

ZINCO

ZUMBI

ZULU

ZUMBIDO

ZATRAZ

FINAL   AZEDO

(sugestão: a terapeuta pode colocar uma bala em cima da palavra: se a criança acerta, a bala vai para próxima palavra; se erra, a bala volta para palavra anterior)

2. CIRCULE ZA, ZE, ZI, ZO, ZU NAS PALAVRAS ABAIXO

AZEITONA	BUZINA	DOZE	AZULEJAR	AZUL
ZONZO	AZEDO	COZINHA	ZOEIRA	ZEBRA
ZERO	ZICO	DEZENA	ZARPA	ZAGA
AZULÃO	ANZOL	NOZES	AZEITE	BEZERRO
ZINCO	CHIPANZÉ	ZELADOR	BENZINA	ARROZAL
ZANGÃO	AZULEJO	RAZÃO	TOPÁZIO	BELEZA
QUINZENA	ZAGUEIRO	ZUMBIDO	BIZARRO	REZA
CAFEZAL	CANZIL	RIQUEZA	TEREZA	LUZIA
NEUZA	FAZER	LIMPEZA	VÁRZEA	GAZELA

3. RETIRE A SEGUNDA SÍLABA E ESCREVA A PALAVRA NOVA

ROSETA = _____   VASILHA = _____

LINHOSO = _____   CASULO = _____

RESULTA = _____   CASEIRO = _____

DENGOSO = _____   AZULA = _____

FAZENDA = _____   REVEZEM = _____

VIZINHA = _____   RAPOSA = _____

4. NUMERE A SEGUNDA DE ACORDO COM A PRIMEIRA

1. DUQUESA   (   ) ROSA

2. COZINHEIRA   (   ) ZEBRA

3. VASO   (   ) ALTEZA

4. RAPOSA   (   ) COZINHA

5. ESCREVA

A + ZE = _____   E + ZO = _____

E + ZU = _____   ZU + ZA = _____

I + ZO = _____   ZU + ZE = _____

ZA + I = _____   ZU + ZI = _____

ZE + ZE = _____   ZA + ZE = _____

ZI + ZO = _____   ZO + ZA = _____

6. COMPLETE AS FRASES COM: SAXOFONE, SECANTE, SELVAGEM, SALSA

_____É O HABITANTE DAS SELVAS.

_____É UM INSTRUMENTO DE SOPRO.

_____É UM TEMPERO CULINÁRIO.

_____É USADO PARA SECAR A TINTA.

EXERCÍCIOS COM O FONEMA CH

1. LEIA

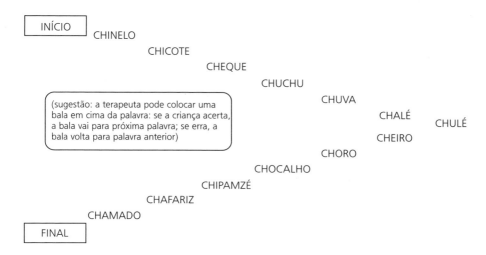

2. RESPONDA: O QUE É? O QUE É?

USAMOS PARA ABRIR A PORTA DA NOSSA CASA? _____

O NENÉM SEMPRE USA PARA DORMIR E ELE ADORA FICAR CHUPANDO? _____

É UM DOCE, PODE SER MARROM OU BRANCO, MUITA GENTE GOSTA, PODE SER ENCONTRADO EM VÁRIOS FORMADOS: BARRA, OVO DE PÁSCOA, BOMBOM. O QUE É? _____

3. LEIA E ESCREVA

CHA + CHO = _____	CHI + DO = _____
I + CHA = _____	CHA + CHI = _____
CHE + I = _____	CHI + CHE = _____
CHU + CHO = _____	CHO + CHA = _____
E + CHU = _____	CHI + CHU = _____
CHA + VE = _____	CHU + VA = _____

4. LEIA E MARQUE ONDE SE ENCONTRA O FONEMA CH

CHALÉ	FECHA	FICHA	CHORO	CHUVA
CHOQUE	CHUTE	CHITA	CHEGA	ACHA
MACHUCA	CHIQUE	CHEIRA	RANCHO	CHAMO
CHICOTE	BELICHE	CHOCA	CHAVE	CHUVEIRO
FANTOCHE	BICHO	CHUCHU	CHEQUE	BORRACHA

5. LIGUE A PALAVRA QUE COMPLETE A FRASE

O CHOCALHO CAIU NO	CHALEIRA
MINHA CHAVE ESTÁ NO	CHAPÉU
CHUTEI A BOLA COM MINHA	CHUVEIRO
TOMEI BANHO DE	CHIQUEIRO
MAMÃE FERVE A ÁGUA NA.	CHÃO
CHEGUEI NA CASA E TOMEI.	CHUTEIRA
OS PORCOS ESTÃO NO	CHAVEIRO
VOU COLOCAR MEU	RIACHO
CÉU NUBLADO E COM	CHÁ
ANDEI DE	CHUVA
FUI PESCAR NO	LANCHA

EXERCÍCIOS COM O FONEMA P

1. ESCREVA O NOME DOS DESENHOS

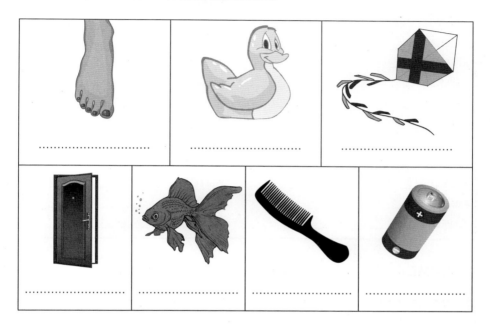

2. PINTE AS PALAVRAS QUE COMECEM COM O FONEMA P

PANO	ANEL	CARRO	POMAR	PELO
LÁPIS	PALHAÇO	RETRATO	CHAVE	PILHA
PATETA	VOVÓ	PANTERA	UNHA	MAÇÃ
PILOTA	COLAR	PETECA	PADARIA	PAPEL
GATO	ANJO	PULA	PÃO	CABELO
QUADRO	PERNA	PERA	PAPAI	PATO
PALETÓ	PAVÃO	PALMA	CHUPETA	EMPADA

3. RETIRE A SEGUNDA SÍLABA E FORME OUTRA PALAVRA

PENOSO = _____	PATERNO = _____
APARA = _____	PARTIDA = _____
APERTAR = _____	POJANTE = _____
CAPACHO = _____	PEQUENA = _____
ESPERTA = _____	RESPOSTA = _____
APITO = _____	PACATO = _____
PALITO = _____	COPEIRA = _____
RAPOSA = _____	PEDALAR = _____
PENOSA = _____	PENDENTE = _____
PEDAÇO = _____	CABELO = _____
PANELA = _____	PINGENTE = _____
CAPELA = _____	PAÇOCA = _____

4. FORME A PALAVRA E COLOQUE NO LUGAR CERTO

PA → TA / JÉ / CA

_____ É A FÊMEA DO PATO.
_____ É UM MAMÍFERO ROEDOR.
_____ É O CHEFE ESPIRITUAL DOS ÍNDIOS.

PE → RA / LE / NA

_____ COBRE O NOSSO CORPO.
_____ É UMA FRUTA.
_____ PERTENCE ÀS GALINHAS.

PI → NO / CO / CA

_____ É UM LUGAR ALTO.
_____ É USADO PARA MONTAR COISAS.
_____ O QUE O PERNILONGO FAZ.

PO → TE / VO / ÇO

_____ É USADO PARA GUARDAR COISAS.
_____ LÁ SE ENCONTRA ÁGUA.
_____ MUITAS PESSOAS.

PU → MA / NHO / LA

_____ É UMA BRINCADEIRA.
_____ É PARTE DO CORPO.
_____ É UM ANIMAL.

EXERCÍCIOS COM O FONEMA B

1. LEIA E CLASSIFIQUE SE EXISTE O FONEMA B NO COMEÇO, MEIO OU FIM DAS PALAVRAS

PALAVRA	COMEÇO	MEIO	FIM
BOI			
BUZINA			
TÁBUA			
BEBE			
ZEBU			
BATATA			
TUBO			
CABELO			
ABACATE			
CABINE			
BEIJO			
BALADA			
BIFE			
GOIABA			
HÁBITO			
BARRACO			
URUBU			
BELEZA			

2. LEIA E MARQUE AS PALAVRAS QUE NÃO COMECEM COM B

BODE	BOI	BALDE	BURRO
BOLA	BALEIA	BANHEIRA	BANDEJA
BOCA	LÁBIO	BABADOR	BOCHECHA
BARCO	BOTE	BONDE	BORBOLETA
PATO	BACIA	BANANA	BISCOITO
BOLO	BORRACHA	BACALHAU	PULO
BOTINA	BETERRABA	NABO	BALA
BALANÇO	BOTA	BESOURO	BOMBOM
BEGE	BOLSA	BARROCO	BATATA

3. LEIA E ESCREVA

BA + BO = _____	BI + BU = _____
I + BA = _____	BE + I = _____
BU + BO = _____	E + BU = _____
BO + BA = _____	BI + BE = _____
BA + BI = _____	BI + BO = _____

4. NUMERE A SEGUNDA COLUNA DE ACORDO COM A PRIMEIRA

1. BOCA	( ) GOIABADA
2. BANHO	( ) BOMBOM
3. BEBÊ	( ) LÁBIO
4. BALA	( ) BANHEIRA
5. BISCOITO	( ) BABADOR
6. GOIABA	( ) BOLACHA

Exercícios com o Fonema B

5. COLOQUE AS PALAVRAS NA COLUNA CERTA: BOI, BAÚ, BOIA, BOLA, BERÇO, BODE, BALDE, BACIA, BURRO, BUZINA, BOLSA, BALEIA, BALAIO, BABADOR, BEZERRO, BESOURO, BANHEIRA, BANDEJA, BACALHAU, BALANÇO, BEIJA-FLOR, BORBOLETA E BEM-TE-VI

ANIMAL	OBJETO

EXERCÍCIOS COM O FONEMA T

1. LIGUE O NOME AOS DESENHOS

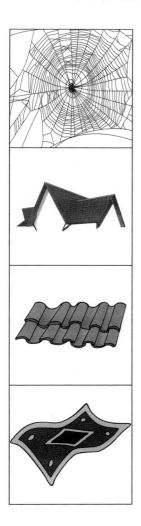

| TAPETE |
| TEIA |
| TELHADO |
| TELHA |

2. MARQUE ONDE SE ENCONTRA O FONEMA T E LEIA AS PALAVRAS

MATA	RÓTULO	PLANTA	ALTURA	SETE
META	APOSTILA	PATO	PASTILHA	FATO
PINTURA	PATETA	ATEU	TITIA	TETO
OLFATO	CAIXOTE	VESTIDO	TONTURA	APITO
VINTE	PENTEADO	CANETA	CINTURA	CORTINA
FUTEBOL	ROTATIVA	TIO	TAREFA	PONTOS

3. UNA AS LETRAS E LEIA

A + TE = _____
TI + TO = _____
TI + TI + A = _____
TA + TU = _____

TU + TA = _____
TA + O = _____
TE + TO = _____
TI + TI + O = _____

4. SIGA O CAMINHO E REPITA AS PALAVRAS

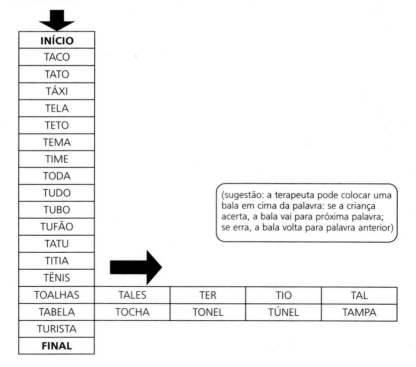

(sugestão: a terapeuta pode colocar uma bala em cima da palavra: se a criança acerta, a bala vai para próxima palavra; se erra, a bala volta para palavra anterior)

Exercícios com o Fonema T

5. LIGUE OS NOMES IGUAIS

TACO	TOALHA
TAPETE	TELHA
TELHADO	TÊNIS
TELHA	TIME
TÁXI	TACO
TIME	TUBO
TOCHA	TÁXI
TUBO	TAPETE
TÊNIS	TELHADO
TOALHA	TOCHA

EXERCÍCIOS COM O FONEMA D

1. COLORE O QUADRADO QUE TENHA PALAVRAS COM D

DOIS	PEIXE	DENTE	MARTELO	DADO
VELA	DOCE	CASA	FLOR	DEDO
DOZE	BALÃO	ÁRVORE	BARCO	DEZ
DAMASCO	DIETA	ASA	MESA	DINO
NETA	DONA	DÉBORA	DIAMANTE	DEVOTO
DURMA	DUDU	DUENDE	DAMA	DISCO
FLOR	UNHA	ANEL	COPO	DIDI

2. MUDE UMA LETRA DA PALAVRA DADA E FORME UMA NOVA

DAMA – COLOQUE O C NO LUGAR DO D = _____

DIA – COLOQUE O T NO LUGAR DO D = _____

DURO – COLOQUE O P NO LUGAR DO D = _____

DEVE – COLOQUE O T NO LUGAR DO D = _____

DOURO – COLOQUE O T NO LUGAR DO D = _____

3. RETIRE A TERCEIRA SÍLABA E FORME UMA PALAVRA NOVA

DEVAGAR = _____   MEDONHO = _____

CALDOSO = _____   GOLADA = _____

SACADA = _____   RALADO = _____

RODELA = _____   DAMASCO = _____

RODAGEM = _____   MUDÁVEL = _____

VEDAÇÃO = _____   JOGADA = _____

VARADA = _____   MELADO = _____

GELADO = _____   MOLHADO = _____

PEGADA = _____   SUBIDA = _____

PAREDE = _____   VIRADO = _____

4. LEIA E ESCREVA

DA + DO = _____	I + DA = _____
DE + I = _____	DU + DO = _____
E + DU = _____	DI + DU = _____

5. MARQUE NO QUADRO A PRIMEIRA SÍLABA DAS PALAVRAS OUVIDAS: DENTE, DANIEL, DATA, DEDO, DOTE, DESAFIO, DUENDE, DOMÉSTICO, DANADO, DOIS, DOZE, DEZ, DOMINÓ, DIA, DENGO, DIVERSÃO, DUNAS, DORMIR, DINO ETC.

DEN	GO	NI	DA	MO	FI	DU	DA	DE	BO
DO	QUE	TA	TI	DE	DU	VI	SO	DO	LU
CO	DA	TO	DOIS	DEZ	TA	BI	DO	CA	DO
DO	TE	DI	ME	GUI	DEN	DU	PU	DOR	DI

6. COMPLETE AS FRASES COM AS PALAVRAS: DEDOS, DAMA, DORMINDO, DEPUTADO, DISCURSO, DIAS, DESENHO, DECORADO, MEDALHA, CANUDO, CADEIRA E DADO

COM EDUARDO, PASSAMOS TODOS OS _____

JÁ ENCAPEI TODOS OS MEUS CADERNOS DE _____

MADALENA JOGAVA COM DANILO _____

CADA UMA DE NOSSA MÃO TEM CINCO _____

NA COMPETIÇÃO GANHEI UMA _____

O BOLO DO ANIVERSÁRIO ESTAVA TODO _____

TOMEI TODO O SUCO USANDO MEU _____

JOGUEI O _____ E SAIU O NÚMERO DOIS.

ARMANDO OUVE O DISCURSO DAQUELE _____

COMPREI UMA _____ NOVA PARA MINHA SALA.

DÉCIO AGUARDAVA, COM ANSIEDADE, O _____

NÃO FAÇA BARULHO, POIS DANIELA ESTÁ _____

EXERCÍCIOS COM O FONEMA K

1. LEIA

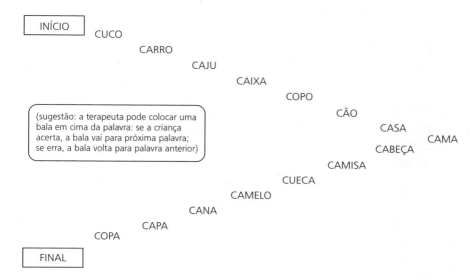

(sugestão: a terapeuta pode colocar uma bala em cima da palavra: se a criança acerta, a bala vai para próxima palavra; se erra, a bala volta para palavra anterior)

2. LEIA E CIRCULE OS ANIMAIS NAS PALAVRAS ABAIXO

AZEITONA	CABRA	CARAMUJO	COLIBRI	CAMELO
CUPIM	AZEDO	CAMARÃO	CAVALO	ZEBRA
COBRA	CASTOR	CORUJA	COROA	CACO
CANÁRIO	CARNEIRO	CANGURU	AZULEJO	CARACOL
CORPO	MESA	COZINHA	COIOTE	CACATUA
CORVO	COELHO	COMIDA	CAUDA	QUIBE
COXA	CARETA	CONDOR	COLMEIA	CODORNA

3. LEIA E CLASSIFIQUE SE EXISTE O FONEMA K NO COMEÇO, MEIO OU FIM DAS PALAVRAS

PALAVRA	COMEÇO	MEIO	FIM
CUCO			
FACA			
COCO			
SACO			
QUILO			
CARETA			
BONECA			
COROA			
QUERO			
QUÍMICA			
MACACO			
LOUCA			
QUERIDO			
MOLEQUE			
MÚSICA			
PESCA			
CASAMENTO			
TACO			
PIPOCA			
ESCONDER			
COMA			
ESCOLA			
CHOCOLATE			
QUITANDA			
RAQUETE			
QUINZE			
SACO			
MAQUETE			
CORAÇÃO			
SACOLA			
SONECA			
SUFOCA			

Exercícios com o Fonema K

4. RETIRE A LETRA INDICADA, ESCREVA E LEIA A NOVA PALAVRA

CALDA – SEM L = _____

CURVA – SEM V = _____

COROA – SEM A = _____

AQUILO – SEM A = _____

FOCA – SEM F = _____

CORTA – SEM R = _____

EXERCÍCIOS COM O FONEMA G

1. COMPLETE COM O FONEMA G E LEIA AS PALAVRAS

___ARRAFA	___OIABA	___AIOLA	FO___O	FI___O
Á___UIA	___ATO	FO___ÃO	___AVETA	___OTA
A___ULHA	___OL	___ALO	BI___ODE	A___O___Ô
___ULA	___AROA	___URI	___OLE	___UERRA
___URIA	___ARRA	___UIA	___ARUPA	___USTAVO

2. ESCREVA E LEIA

A + GO = _____ _____   GA + GO + E = _____ _____

GO + GA = _____ _____   I + GU + GA = _____ _____

GUE + I = _____ _____   E + GU = _____

3. LEIA E SEPARE

GAGUE = _____   GAGO = _____

GUIA = _____   GOU = _____

GUIO = _____   GUIGA = _____

4. COMPLETE A FRASE COM A PALAVRA QUE RIME COM AS PALAVRAS GRIFADAS: GATO, LAGOA, GANCHO, GALPÃO, GUARDAR, GAIOLA, GAROTO E GRAVATA

PENDURE NESTA <u>ARGOLA</u> AQUELA _____.

DEPOIS DE <u>DANÇAR</u>, MINHAS ROUPAS VOU _____.

COMI SANDUÍCHE DE <u>SALMÃO</u> NO FUNDO DO _____.

NA PAREDE DAQUELE <u>RANCHO</u>, PENDUREI UM _____.

GUIOMAR NÃO SE <u>MAGOA</u> POR NÃO NADAR NA _____.

MEU VESTIDO FICOU <u>ROTO</u> AO BRINCAR COM O _____.

SUJEI TODO MEU <u>SAPATO</u> QUANDO AFUGENTEI O _____.

DURANTE O PASSEIO PELA <u>MATA,</u> PERDI A MINHA _____.

5. NUMERE A SEGUNDA COLUNA DE ACORDO COM A PRIMEIRA

1. GARRAFA	(　) GOLEIRO
2. GAVETA	(　) MANGUEIRA
3. GOIABA	(　) GARRAFÃO
4. GOL	(　) GAVETÃO
5. ARGOLA	(　) GOIABEIRA
6. MANGA	(　) ARGOLÃO

6. LIGUE AS FIGURAS QUE COMECEM COM: GA-GA, GUE-GUE, GUI-GUI, E GO-GO

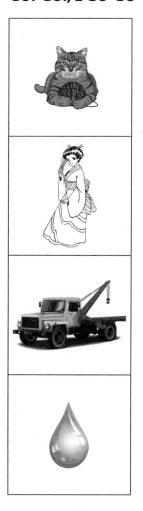
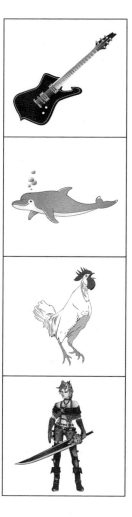

EXERCÍCIOS COM O FONEMA S

1. ESCREVA O NOME DOS DESENHOS

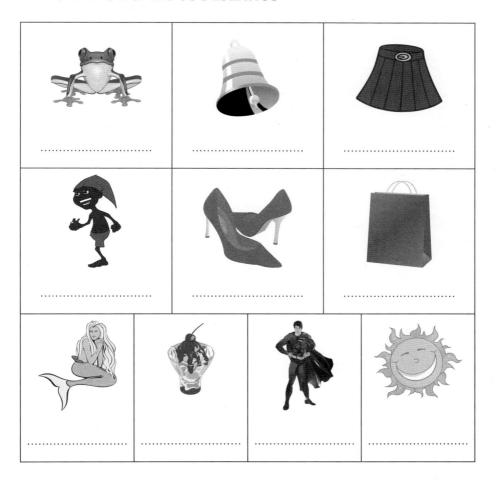

2. CIRCULE O FONEMA S E LEIA AS PALAVRAS

SACO	SALÃO	SOLO	SUFOCA	SOPA
SÁBIO	SONO	SUAVE	SUCO	SACOLA
SOCO	SABONETE	SELO	SONECA	SALA
SINAL	SUJO	SUNGA	SACODE	SETA

3. MARQUE A PALAVRA DITA (SACI, SOCORRO, SÍTIO, SÁBIO, VASSOURA, SORRISO E SUTIÃ)

LAÇO	SACI	VÍCIO	VASSOURA	DOCE
CABEÇA	CINTO	SÍTIO	TAÇA	SUTIÃ
CEBOLA	SOCORRO	SÁBIO	SORRISO	CAFÉ

4. RETIRE A SEGUNDA SÍLABA PARA FORMAR OUTRA PALAVRA

SAFIRA: _____

AFEIÇÃO: _____

SONECA: _____

VENCIDO: _____

CANIÇO: _____

BOCEJO: _____

SEQUELA: _____

SEGUIDA: _____

CAMURÇA: _____

PEDAÇO: _____

SENTIDO: _____

SACOLA: _____

SONORO: _____

BALANÇO: _____

VACILA: _____

SALGADO: _____

CENOURA: _____

PALHAÇO: _____

CONSERTO: _____

NATAÇÃO: _____

Exercícios com o Fonema S

5. COLORE A PALAVRA QUE DESIGNA UM ANIMAL

SELA	SOCÓ	SABIÁ	SAÚVA	OSSO
OURIÇO	SERINGA	SANHAÇO	SAPO	SAGUI
SAIA	SANFONA	LINCE	SARDINHA	SERPENTE
SARIEMA	SOFÁ	SABÃO	SAPATO	SAPOTI
SERROTE	SALMÃO	SABONETE	SACO	SAL
SINO	SORVETE	SUCURI	CENOURA	SALADA
SANDÁLIA	ONÇA	GARÇA	BOCEJO	CENOURA

6. COMPLETE AS FRASES COM PALAVRAS QUE RIMEM: SALA, SACA, SOJA, SETA, SALDO, SALÃO, SOFIA, SALETA, SALADA E SELVAGEM

A SUA PALETA ESTÁ NA _____.

ALDO FOI AO BANCO VER SEU _____.

EU COZIA ENQUANTO ESPERAVA POR _____.

NAQUELA GARAGEM, ENTROU UM GATO _____.

MINHA NOVA FACA AINDA ESTÁ NA _____.

O BALÃO FOI CAIR BEM NO MEIO DO _____.

CELINA SE CALA AO PASSAR PELA _____.

NÃO ENCONTREI NESTA LOJA O ÓLEO DE _____.

INDO POR ESTA RETA, VOCÊ ENCONTRARÁ A _____.

EUNICE FICOU CALADA ENQUANTO SABOREAVA A _____.

EXERCÍCIOS COM O FONEMA – S

1. LEIA AS PALAVRAS E MARQUE A COLUNA A QUAL PERTENCEM

PALAVRAS	AS	ES	IS	OS	US
ESCADA					
POSTE					
ESPADA					
LÁPIS					
ESCOVA					
PESCO					
RASGO					
PASTO					
ESTALA					
ISCA					
MISTA					
ESMALTE					
CUSTA					
GOSTA					
POSTO					
BUSTO					

2. LIGUE AS PALAVRAS IGUAIS

MÊS	RISCO
LISTA	COSTELA
JUSTO	MÊS
COSTA	ESQUIMÓ
CASCO	LISTA
RISCO	RÚSTICO
RÚSTICO	ESTILO
ESQUIMÓ	COSTA
COSTELA	CASCO
ESTILO	JUSTO

3. JUNTE E LEIA AS PALAVRAS

MOS-QUI-TO = _____   PAS-TOR = _____

RO-BUS-TO = _____   BA-TIS-MO = _____

FÓS-FO-RO = _____   MÁS-CA-RA = _____

PIS-TO-LA = _____   ES-TI-CAR = _____

LES-MA = _____   CAS-CU–DO = _____

4. DESCUBRA AS PALAVRAS PERDIDAS

	→	☺	◘	◉	←	♠
1	TES	JUS	RA	IS	COS	CES
2	PAS	ES	CA	TE	LA	CUS
3	MIS	MAS	TA	PE	TE	RIS
4	CA	TU	LA	TA	RA	CA
5	POS	TA	PIS	COS	LHO	TA

5◉ = _____   1→;3◘ = _____

1◉;4♠ = _____   1♠;5♠ = _____

2→;4◉ = _____   5→;3← = _____

1☺;4◉ = _____   2♠;5☺ = _____

3♠;4→ = _____   2←;5◘ = _____

3☺;2◘4← = _____   3→;4☺;1◘ = _____

1←;2◉;4◘ = _____   2☺;3◉;5← = _____

2☺;4→;4◘ = _____   5→;5♠ = _____

COSTA = _____   MASCA = _____

Exercícios com o Fonema – S

5. COLORE AS PALAVRAS QUE TENHAM O FONEMA – S

PARES	CASTANHA	REVISTA	RÚSTICO	MAÇÃ
ROBUSTO	DESFILAR	IGREJA	CENOURA	UVA
MALETA	ESTUFA	CHUVISCA	CAVALO	DEDO
MASCAVO	MACACO	MONTANHA	ESPIRRO	BATISMO
CALVÁRIO	MOSQUITO	TOSTADO	ESPÁTULA	ANEL
CABELO	AUDIÇÃO	CIGARRA	ESPETO	BANHISTA

EXERCÍCIOS COM O FONEMA M

1. LEIA

INÍCIO

MELADO

TOMATE

ALMOÇO

FÓRMULA

COLMEIA

MELANCIA

MOTORISTA

MEDALHA

PALMITO

PIJAMA

MARTELO

MIADO

MULATA

DOMINGO

FINAL

(sugestão: a terapeuta pode colocar uma bala em cima da palavra: se a criança acerta, a bala vai para próxima palavra; se erra, a bala volta para palavra anterior)

2. JUNTE E ESCREVA AS PALAVRAS

MI-LHO = _____

ME-TAL = _____

MOS-TAR-DA = _____

MA-CA-CO = _____

MA-DEI-RA = _____

MU-RO = _____

3. PROCURE, NAS PALAVRAS A SEGUIR, OUTRAS PALAVRAS

CAMISA = _____

PALMITO = _____

MARRECA = _____

PARMESÃO = _____

PIJAMA = _____

DAMASCO = _____

CAMARÃO = _____

MARTELO = _____

48   Exercitando Se Aprende

4. NUMERE A SEGUNDA COLUNA DE ACORDO COM A PRIMEIRA

1. CAMA	( ) MODISTA
2. MELADO	( ) SALMÃO
3. MOEDA	( ) RAPADURA
4. CAMARÃO	( ) PIJAMA
5. MOLDE	( ) METAL

1. LIMÃO	( ) MARTELO
2. PERFUME	( ) MAMÃO
3. AMARELA	( ) LIMONADA
4. DAMASCO	( ) AROMA
5. MACHADO	( ) CAMISA

5. ESCREVA NAS COLUNAS A SEGUIR A PALAVRA ADEQUADA: MULA, MOSCA, MIMOSA, MINGAU, MINHOCA, MARITACA, MANDIOCA, MACACO, MAGNÓLIA, MARIBONDO, MILHO, MARTA, MANJAR, MELADO, MORCEGO, MACARRÃO, MANTEIGA, MIOSÔTIS, MARGARIDA, MADRESSILVA

ANIMAIS	FLORES	ALIMENTOS

EXERCÍCIOS COM O FONEMA N

1. COLORE AS PALAVRAS QUE COMECEM COM O FONEMA N

MATA	VOVÓ	NATAÇÃO	NAMORADO	CASA
UNHA	NUCA	NÍVEL	NETO	LÁPIS
NATAL	ÁGUA	BORRACHA	NEBLINA	NABO
PÉ	MÃO	NORTE	NUVEM	NARIZ

2. JUNTE E LEIA

NI + A = _____	E + NU = _____
NU + A = _____	NU + NA = _____
NE + I = _____	NI + NA = _____

3. PARA FORMAR NOVAS PALAVRAS, RETIRE A PRIMEIRA SÍLABA

NADAR	NOVELA
PANELA	ORNATO
JANOTA	CARNAVAL
CORTINA	NEVOAR
NOIVARA	NÍTIDO
RENOVA	DESNÍVEL
SONORA	FORNADA
PATERNO	ESQUINA

49

4. PARA FORMAR NOVAS PALAVRAS, RETIRE A TERCEIRA SÍLABA

NEVADA	NOIVADO
REINADO	PANELA
PENACHO	NATAÇÃO
CORONEL	NAVEGAR
NASCIDO	VARONIL
FERINO	NARRADO
CARONA	CANOA
NADADOR	TORNEIRO
NOVENA	BONECA
CANORO	DANOSO

5. DESCUBRA QUANTAS VEZES APARECE CADA PALAVRA, PINTANDO-AS DA MESMA COR

NOME	PIANO	NEVE	NARIZ	SINO
NARIZ	SINO	NOVELA	PIANO	NEVE
NOVELA	NOME	NARIZ	NEVE	SINO
PIANO	NARIZ	NOME	NOVELA	NEVE
SINO	NOVELA	NARIZ	PIANO	SINO

NOME = _____   PIANO = _____   NEVE = _____

NARIZ = _____   SINO = _____   NOVELA = _____

6. LIGUE OS DESENHOS QUE COMECEM COM A MESMA SÍLABA

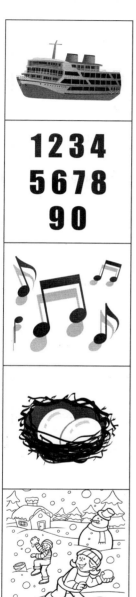
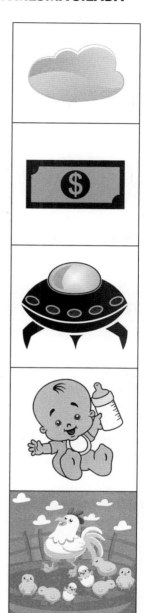

EXERCÍCIOS COM O FONEMA NH

1. LEIA E MARQUE COM UM CÍRCULO AS PALAVRAS QUE TENHAM O FONEMA NH

LENHA	NAVIO	CONHECE	NEVE	MANOBRA
NOVELO	FANHOSA	MINHOCA	SINHÁ	MANHÃ
NOZES	GANHEI	COZINHA	NUVEM	SONHEI
CANHOTA	MADRINHA	ACANHADA	PASSARINHO	NARIZ
NOTA	VIZINHA	PENA	BANHA	ENGENHEIRO
BANANA	NATAL	BOLINHA	NUNCA	BLUSINHA

2. COMPLETE AS FRASES COM A PALAVRA CORRETA:
BANHA – LINHO – MOINHO – CASINHA – RISONHA – NINHADA – BANHEIRA – COMUNHÃO – GALINHEIRO – IRMÃOZINHO

EM JUNHO NASCERÁ MEU _____.

GLORINHA É UMA MENININHA _____.

BANHEI MINHA BONEQUINHA NA _____.

AO AMANHECER, O GALO SAIU DO _____.

A COZINHEIRA APANHA A LATA DE _____.

CARMINHA GANHOU UMA TOALHA DE _____.

A GALINHA COME MINHOCAS COM A SUA _____.

JOÃOZINHO PASSOU O DIA INTEIRINHO NO _____.

HÁ UM MAJESTOSO PINHEIRO NO JARDIM DESTA _____.

ENCAMINHE OS GAROTINHOS PARA RECEBEREM A _____.

3. LEIA AS FRASES E MARQUE AS PALAVRAS COM O FONEMA NH

TOMEI BANHO PELA MANHÃ.

MEU VIZINHO TEM UM PINHEIRAL.

O PINHÃO É O FRUTO DO PINHEIRO.

AS ANDORINHAS VOARAM ATÉ O PENHASCO.

MEU FILHINHO TOMA BANHO NA BANHEIRA.

O BEBEZINHO OLHA PARA SEUS PEZINHOS.

HÁ MUITOS ESPINHOS NESTA PLANTINHA.

ESTA GAVETINHA FICOU SUJA DE FARINHA.

MINHA FILHA SONHA COM OS ANJINHOS.

SEU NETINHO TOMA LEITE DE CANUDINHO.

A COZINHEIRA FAZ FAROFA DE TOUCINHO.

O PASSARINHO FEZ SEU NINHO COM FOLHAS SECAS.

4. NUMERE A SEGUNDA COLUNA DE ACORDO COM A PRIMEIRA

1. BANHO	( ) MARINHA
2. GALINHA	( ) SONHADOR
3. LENHADOR	( ) BANHEIRO
4. SONHO	( ) GALINHEIRO
5. MARINHEIRO	( ) LENHA

Exercícios com o Fonema NH   55

5. ORDENE AS LETRAS E DESCUBRA O NOME DOS DESENHOS. LIGUE-OS

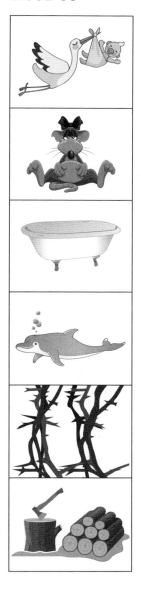

| FINHOGOL |
| .... |

| NHEIBARA |
| .... |

| PIESNHO |
| .... |

| GONHACE |
| .... |

| NHALE |
| .... |

| RANHATI |
| .... |

6. JUNTE E LEIA

A + NHE = _____   E + NHU = _____
I + NHO = _____   O + NHI = _____

EXERCÍCIOS COM O FONEMA r

1. ESCREVA O NOME DOS OBJETOS

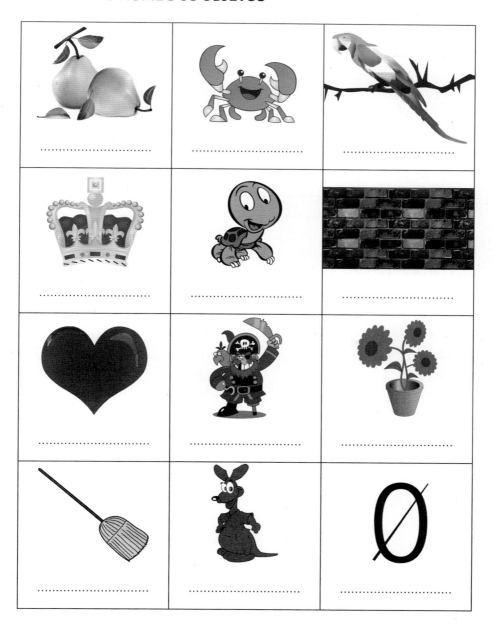

2. LEIA E CIRCULE O FONEMA r DAS PALAVRAS

CENOURA	CARA	XAROPE	CORUJA	PURA	GURU
PERERECA	CERA	URUBU	XÍCARA	PERUCA	CADEIRA
MARÉ	MAMADEIRA	FAROFA	FERIDA	MURO	PAREDE

3. REPITA AS PALAVRAS

PRATO	BRAÇO	GRADE	TRAVE	DRAGÃO	BRUXA
CRAVO	FRADE	PREGO	PRAIA	PRESENTE	BRIGA
TROFÉU	GRAMA	TRINTA	FRICOTE	GROSSO	TRUCO
BROCHE	BRAVO	PRETO	PRIMA	BRANCO	GREVE

4. LEIA E JUNTE AS VOGAIS E AS SÍLABAS

A + RA = _____   U + RO = _____

0 + RA = _____   I + RA = _____

E + RI = _____   U + RI = _____

E + RO = _____   O + RE = _____

E + RU = _____   I + RE = _____

Exercícios com o Fonema r

5. LEIA E ENCONTRE O FONEMA r

PALAVRA	COMEÇO	MEIO	FIM
ARARA			
PARAFUSO			
COMPRA			
COBRA			
BRANCO			
MARIDO			
PAREDE			
DUREX			
PURÊ			
ALEGRIA			
FRUTA			
QUADRO			
ÁRVORE			
BARULHO			
MEDROSA			
AMARELO			
MAGRICELA			
ABRAÇO			
SERENO			
NATUREZA			
ZERO			
BRONCA			
BRIGADEIRO			

6. ESCREVA NAS COLUNAS A PALAVRA ADEQUADA:
ARARA, VARA, PIRES, GUARÁ, TOURO, ARAME, URUBU, BARATA,
OURIÇO, ARANHA, GORILA, SALEIRO, TESOURA, CARNEIRO

ANIMAL	OBJETO

EXERCÍCIOS COM O FONEMA R

1. LEIA

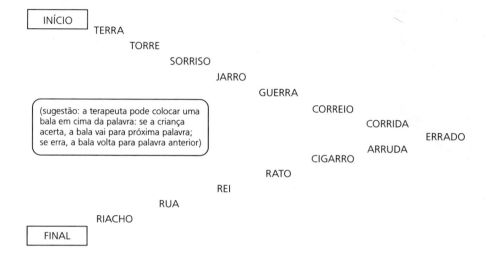

2. LIGUE AS FIGURAS COM AS PALAVRAS

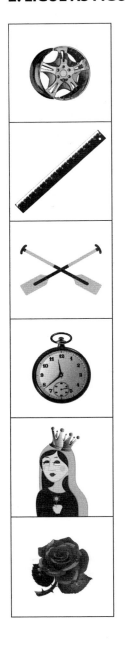

| RELÓGIO |
| RAINHA |
| ROSA |
| REMO |
| RODA |
| RÉGUA |

Exercícios com o Fonema R

3. LEIA E ESCREVA

A + RA = _____   E + RO = _____

RU + A = _____   RI + O = _____

RI + A = _____   RA + RO = _____

4. PINTE OS QUADRADINHOS: INICIAL (R NO INÍCIO DA PALAVRA) OU NO MEIO (RR ENTRE VOGAIS)

PALAVRAS	INICIAL	ENTRE VOGAIS
RUA		
ARROZ		
CORREIO		
RIO		
RATO		
ROEDOR		
RITMO		
ARRUAÇA		
REDE		
MACARRÃO		
ARREDONDADO		
ARREPIO		
REI		
ARREDIO		
ARREDORES		
BARRIGA		
REMO		

5. RETIRE A SEGUNDA SÍLABA E FORME UMA NOVA PALAVRA

RABOSO = _____ RECANTO = _____

ROBUSTO = _____ RETINA = _____

RESGATA = _____ REFOGA = _____

REDOMA = _____ RALAÇÃO = _____

RENDADA = _____ REFOLGO = _____

REBATA = _____ RESUMO = _____

EXERCÍCIOS COM O FONEMA – R

1. DÊ NOME PARA OS DESENHOS

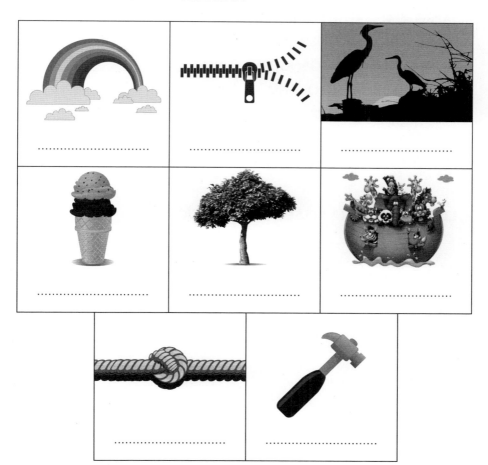

2. COMPLETE A FRASE COM A PALAVRA MAIS ADEQUADA: URNA, CIRCO, SERVIR, PARQUE, CADARÇO, ARMÁRIO, PESCADOR

AMARRO MEUS SAPATOS COM UM _____.

VI UM RATINHO ESCONDER-SE NO _____.

CARLINHOS BRINCA NA GANGORRA DO _____.

ROSANGELA RIU MUITO QUANDO FOI AO _____.

REMANDO COM MEU BRAÇO, AVISTEI UM _____.

PARTI A TORTA EM RETÂNGULOS E COMECEI A _____.

DURANTE AS ELEIÇÕES, DEPOSITEI MEU VOTO NA _____.

3. LIGUE A PALAVRA AO SEU SIGNIFICADO

Largar	Carvão	Diverso	Gorjeio	Mercado
É UMA BRASA EXTINTA.	É SOLTAR O QUE SE TEM NA MÃO.	É O ATO OU EFEITO DE GORJEAR.	É O QUE OFERECE VÁRIOS ASPECTOS.	É O LUGAR DE VENDA DE GÊNEROS ALIMENTÍCIOS E OUTROS.

Exercícios com o Fonema – R

4. LIGUE A SÍLABA PARA FORMAR AS PALAVRAS E ESCREVA

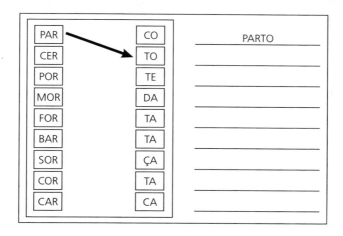

5. LEIA E LIGUE AS PALAVRAS IGUAIS

URSO	ÁRVORE
LAGARTA	URSO
CARTA	CIRCO
BORBOLETA	CARTA
ÁRVORE	COLHER
COLHER	COLAR
CIRCO	PORCO
COLAR	LAGARTA
MARTELO	BORBOLETA
PORCO	MARTELO

6. JUNTE E LEIA AS PALAVRAS

LI-COR = _____   FA-ZER = _____   CA-VAR = _____

LAR-VA = _____   CA-LOR = _____   JOR-NAL = _____

EXERCÍCIOS COM O FONEMA L

1. SIGA O CAMINHO E REPITA AS PALAVRAS

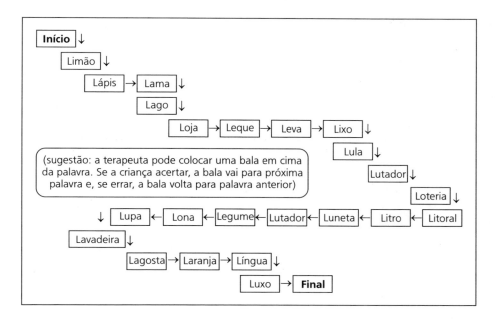

2. LEIA, RETIRE A PRIMEIRA SÍLABA E ESCREVA A NOVA PALAVRA

LAGOSTA = _____	LARGADO = _____
LATENTE = _____	LIMÃO = _____
LEITERIA = _____	LATIDO = _____
LAVAGEM = _____	LOTEAR = _____

3. LEIA E MARQUE ONDE ENCONTRAR LA, LE, LI, LO E LU

LAGO	GOLA	VALE	LUZ	PELICA	LATIDO
LUNETA	SALETA	LESMA	DÁLIA	LONA	LÍRIO
LEITE	MELA	LUPA	LISTA	LISO	LOTO
LUGAR	LOBO	LEÃO	GALO	GALOCHA	LENTO

4. LIGUE AS PALAVRAS QUE RIMEM

BALEIA	CALOTA
LOTA	LAÇO
DESLIGA	LESTE
LENTE	LEIA
BALANÇO	GALINHA
LINHA	LIGA
CELESTE	VALENTE

Exercícios com o Fonema L

71

5. COMPLETE A TABELA DE ACORDO COM AS SÍLABAS (LA, LE, LI, LO, LU) DAS FIGURAS

Lua	Le			

EXERCÍCIOS COM O FONEMA LH

1. ESCREVA O NOME DOS DESENHOS

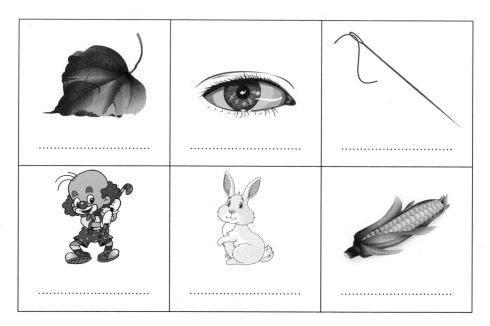

2. COLORE AS PALAVRAS QUE TENHAM O FONEMA LH

ABELHA	LATA	MALHA	TELHA	LEVADO
LIVRO	ROLHA	MOLHO	LÂMPADA	LÁPIS
ALHO	ORELHA	PILHA	CALHA	MAPA

3. TROQUE A PRIMEIRA LETRA E FORME OUTRA PALAVRA

COLHA, TROQUE O C POR M = _____

MILHA, TROQUE O M POR F = _____

TALHA, TROQUE O T POR C = _____

MALHO, TROQUE O M POR F = _____

TALHE, TROQUE O T POR M = _____

4. RETIRE A PRIMEIRA SÍLABA E FORME OUTRA PALAVRA

ATALHO = _____   EMPILHA = _____

ENTALHE = _____   ASSOALHO = _____

NAVALHA = _____   CENTELHA = _____

ESGALHO = _____   ENTALHO = _____

RAMALHO = _____   PALMILHA = _____

ESPALHA = _____   BERTALHA = _____

LIMALHA = _____   ESCOLHO = _____

PIOLHO = _____   TURBILHÃO = _____

RECOLHER = _____   CARVALHO = _____

5. LIGUE AS PALAVRAS QUE RIMEM

PALHA   ESCOLHO

MILHA   BILHÃO

COLHO   EMPALHA

BATALHÃO   COLHER

TURBILHÃO   PALMILHA

MULHER   MEDALHÃO

6. PROCURE NA PALAVRA DADA OUTRA PALAVRA

CASCALHO = _____   COLHEITA = _____

PALHAÇO = _____   TELHADO = _____

VASILHA = _____   FOLHAGEM = _____

TALHARIM = _____   LIMALHA = _____

FILHOTE = _____   RETALHO = _____

Exercícios com o Fonema LH

7. ESCREVA NAS COLUNAS AS PALAVRAS ADEQUADAS

ALHO OVELHA	É UM ANIMAL	É UM VEGETAL
GRALHA MILHO	————————	————————
ABELHA REPOLHO	————————	————————
COELHO ERVILHA	————————	————————
PIOLHO LENTILHA	————————	————————
CARVALHO	————————	————————

EXERCÍCIOS COM O FONEMA – L

1. LIGUE O DESENHO COM O NOME

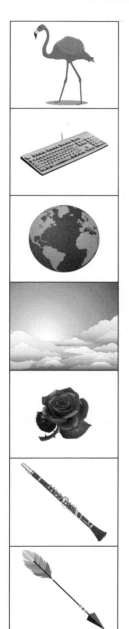

TECLADO
FLECHA
FLOR
NUBLADO
FLAUTA
FLAMINGO
GLOBO

2. LEIA AS PALAVRAS E MARQUE O ENCONTRO CONSONANTAL COM O FONEMA L

PLACA	COELHO	CLARA	FLECHA	GLOBO
PRETO	MEDROSO	FOLHA	EXEMPLIFICAR	GLACIAL
FLAUTA	PLUF	PUBLICAR	FLOR	MOLHO
MAGRO	BLUSA	IMPRIMIR	FLAMENCO	CAMISA
FESTA	FLOCOS	CASA	PLUMA	ESCOLA
URSO	PALHAÇO	BLOCO	PEIXE	MELADO
FLUVIAL	CLUBE	PLENO	CLASSE	CICLO

3. COMPLETE AS FRASES COM: ATLETAS, REFLETE, EXEMPLO, DUPLA, CLASSE, FLANELA, TECLA, BLUSA E MESCLA

O SOL_____NO LAGO.

MAMÃE USOU A _____ PARA TIRAR O PÓ DA CASA.

A _____DO MEU FILHO FICA NO SEGUNDO ANDAR DA ESCOLA.

O _____DADO PELOS PAIS É MUITO IMPORTANTE PARA O FILHO.

OS_____TREINAM MUITO PARA AS OLIMPÍADAS.

A_____ BRANCA DA MINHA IRMÃ ESTÁ CONSERTANDO.

A_____ DO BOLO FOI FEITA COM CARINHO E CUIDA-DO PELA VOVÓ.

A_____DO COMPUTADOR NÃO ESTÁ FUNCIONANDO.

A _____ VENCEDORA FOI GLAUCO E CLÁUDIO.

Exercícios com o Fonema – L

4. COLOQUE O FONEMA L, E DEPOIS LEIA AS PALAVRAS

G___ADIAR	F___ÁCIDO	F___AMENGO	INF___AMAR
C___AREZA	C___AMADO	C___AREAR	C___ÁSSICO
REC___AMA	G___EBA	G___UTINA	G___ACE
C___ARO	DEC___AMA	AT___ETISMO	REF___ETIR
C___EITON	EMP___ACAR	PÚB___ICO	AMP___IAR
AMP___A	C___AMOR	DEC___ARO	G___ACIAL

5. LIGUE AS PALAVRAS IGUAIS

BICICLETA	PLANTA
PLACA	FLANELA
PLANTA	BICICLETA
FLANELA	PLACA
GLOBO	PLANETÁRIO
BLUSA	CLARA
PLANETÁRIO	GLOBO
CLARA	BLUSA
ATLETA	CLERO
CLIPES	CLONES
FLOCOS	CLAVÍCULA
CLERO	ATLETA
CLAVÍCULA	FLOCOS
CLONES	CLIPES

EXERCÍCIOS (SEPARAÇÃO E JUNÇÃO DE SÍLABAS, CONSCIÊNCIA FONOLÓGICA, RIMA, SEQUÊNCIA LÓGICA, FRASES ETC.)

1. FALE PARA O PACIENTE AS SÍLABAS SEPARADAS E PEÇA PARA QUE ELE JUNTE ORALMENTE

A) SÍLABAS

1. NA-TA	6. ES-CO-LA
2. TER-NO	7. JA-NE-LA
3. GA-DO	8. MA-RI-NHEI-RO
4. SO-NO	9. NA-VE-GA-DOR
5. CA-BA-NA	10. CA-RO-LI-NA

B) FONEMA

1. D...I...A	6. A...R...D...E
2. B...O...A	7. F...A...D...A
3. A...M...A	8. D...I...S...C...O
4. D...O...R...A	9. N...O...I...T...E
5. S...E...D...A	10. B...A...L...A...D...A

2. ADICIONE UMA LETRA E FORME OUTRA PALAVRA

BANDO = P. EX.: BRANDO	CAMA = _____	CARO = _____
FACA = _____	FITA = _____	GAMA = _____
PACA = _____	PAGA = _____	PEGO = _____

3. ADICIONE UMA SÍLABA E FORME OUTRA PALAVRA

MA = P. EX.: CAMA	AS = _____	LA = _____
AR = _____	VO = _____	PA = _____
VA = _____	DO = _____	DA = _____

4. FALE PARA O PACIENTE AS PALAVRAS ABAIXO ORALMENTE E PERGUNTE SE ELAS RIMAM OU NÃO

1. ANIL/CANIL: SIM – NÃO	6. VELA/VIDA: SIM – NÃO
2. BELO/BERRO: SIM – NÃO	7. PALHA/EMPALHA: SIM – NÃO
3. BISCA/RABISCA: SIM – NÃO	8. PATO/PERTO: SIM – NÃO
4. ABANA/CABANA: SIM – NÃO	9. LUA/RUA: SIM – NÃO
5. BAIXO/CACHO: SIM – NÃO	10. PAI/CAI: SIM – NÃO

5. VAMOS LER E MARCAR AS RIMAS

O SAPO NÃO LAVA O PÉ
NÃO LAVA PORQUE NÃO QUER
ELE MORA LÁ NA LAGOA
NÃO LAVA O PÉ
PORQUE NÃO QUER
MAS QUE CHULÉ!

UNI DUNI TÊ
SALAME
MINGUÊ
UM SORVETE COLORÊ
O ESCOLHIDO FOI VOCÊ!

UM, DOIS, FEIJÃO COM ARROZ
TRÊS, QUATRO, FEIJÃO NO PRATO
CINCO, SEIS, FALO INGLÊS
SETE, OITO, COMO BISCOITO
NOVE, DEZ, COMO PASTÉIS

CAI, CAI BALÃO AQUI NA MINHA MÃO
NÃO CAI NÃO, CAI NA RUA DO SABÃO

MARCHA SOLDADO CABEÇA DE PAPEL, SE NÃO MARCHAR DIREITO VAI
PRESO NO QUARTEL.
O QUARTEL PEGOU FOGO, MARIA DEU SINAL, ACODE... ACODE... A BAN-
DEIRA NACIONAL

6. LIGUE AS PALAVRAS QUE RIMAM

TOM	VIA
FORMA	COMO
CABINA	BICO
TROMBO	ZORRO
GOMO	DOM
MOLA	REMATE
GORRO	ZULU
BOA	SÃO
MAPA	PILOTA
LULU	JAULA
PAI	SOA
BALA	BAIXO
PATO	PÉ
PAULA	BOMBO
CHÃO	VAI
PICOTA	LAPA
RODAPÉ	SAPATO
EMBAIXO	EMBALA
MATE	ESMOLA
PICO	CAPINA
BIA	INFORMA

7. MARQUE A PALAVRA QUE RIMA COM:

CAFÉ RIMA COM: CHULÉ, SOL, MEU.

CHÁ RIMA COM: PÁ, ANEL, CASA.

MELÃO RIMA COM: CAVALO, FOGÃO, SOL.

BANANA RIMA COM: VIOLETA, MANA, VIOLA.

TOURO RIMA COM: MORANGO, OURO, MARTELO.

8. PERGUNTE AO PACIENTE, ORALMENTE, O QUE RIMA

VALENTE (P. EX.: GENTE, PENTE)

FUTEBOL (P. EX.: SOL, CARACOL)

PÉ (P. EX.: PICOLÉ, CHULÉ)

MÃO (P. EX.: SABÃO, AVIÃO)

BOLA (P. EX.: COLA, MOLA)

PAPEL (P. EX.: QUARTEL, HOTEL)

PINCEL (P. EX.: ANEL, CHAPÉU)

BALA (P. EX.: MALA, CALA)

CARAMELO (P. EX.: CASTELO, MARTELO)

DRAGÃO (P. EX.: CAPITÃO, BOTÃO)

ELEFANTE (P. EX.: ELEGANTE, GIGANTE)

ARANHA (P. EX.: MONTANHA, LASANHA)

RATO (P. EX.: SAPATO, CARRAPATO)

AMARELO (P. EX.: CHINELO, COGUMELO)

VERMELHO (P. EX.: ESPELHO, COELHO)

9. COMPLETE AS FRASES COM RIMA

SOL E **CHUVA**, CASAMENTO DE _____ (VIÚVA, CASADA, SOLTEIRA)

CHUVA E **SOL**, CASAMENTO DE __ (BRASILEIRO, MEXICANO, ESPANHOL)

QUEM VAI AO **AR**, PERDE O _____ (ASSENTO, LUGAR, CADEIRA)

QUEM VAI AO **VENTO**, PERDE O _____ (CADEIRA, BANCO, ASSENTO)

QUEM VAI A **RIBEIRA**, PERDE A _____ (ASSENTO, BANCO, CADEIRA)

Exercícios (Separação e Junção de Sílabas, Consciência Fonológica, Rima, ... **85**

VI UM **GATO** USANDO UM_____(MEIA, BLUSA, SAPATO)

LAVE O **BALÃO** COM _____(BUCHA, ÁGUA, SABÃO)

UM **PASSARINHO** SENTADO NO _____(NINHO, BANCO, CHÃO)

MEU **CALÇÃO** CAIU DENTRO DO _____(ARROZ, FEIJÃO, SALADA)

DUAS **GATINHAS** USAVAM _____(LUVINHAS, MEIAS, CALÇAS)

A **OVELHA** PÔS UM BRINCO NA_____(CABEÇA, UNHA, ORELHA)

VI UM **JOÃO-DE-BARRO** DIRIGINDO UM_____CAMINHÃO, TRATOR, CARRO)

O **MACACO** ESTAVA DE _____(BLUSA, SAPATO, CASACO)

O **PALHAÇO** QUEBROU O_____(BRAÇO, PERNA, DEDO)

A **CRIANÇADA** LEVOU UMA _____(CHAMADA, DOCE, BOLO)

NO **QUARTEL** TEM QUE LEVAR _____(CHAPÉU, BONÉ, BOLA)

O **CAFÉ** TEM GOSTO DE _____(CHULÉ, MACARRÃO, BOMBOM)

UM **LEÃO** SE LAVANDO COM _____(SABÃO, SHAMPOO, CONDICIONADOR)

ABRACADABRA, FIZ APARECER UMA_____(CABRA, GATO, VACA)

ACHEI UM **TESOURO** CHEIO DE_____(OURO, PÉROLAS, PRATA)

UMA **FORMIGA** COÇANDO A _____(BARRIGA, BRAÇO, PERNA)

A **MINHOCA** ADORA COMER _____(CHOCOLATE, PIPOCA, PICOLÉ)

10. COMPLETE AS RIMAS

O SAPO NÃO LAVA A **MÃO**\NÃO LAVA PORQUE NÃO TEM_____ (P. EX.: SABÃO)

O SAPO NÃO LAVA O **MARTELO**\NÃO LAVA PORQUE NÃO MORA NO __ (P. EX.: CASTELO)

VOCÊ TROCA UM GATO **DOENTE**\POR UM PATO COM _____ (P. EX.: DENTE)

VOCÊ TROCA UM CANGURU DE **PIJAMA**\POR UM URUBU NA _____ (P. EX.: CAMA)

VOCÊ TROCA UM GALO DE **CHINELO**\POR UM CAVALO COM _____ (P. EX.: COGUMELO)

VOCÊ TROCA UM LEÃO SEM **DENTE**\POR UM DRAGÃO _____ (P. EX.: OBEDIENTE)

11. FALE PARA O PACIENTE AS PALAVRAS ABAIXO E DIGA PARA ELE FORMAR UMA NOVA PALAVRA ORALMENTE

1. NOIVA SEM **I**	6. SONORA SEM **SO**
2. NOVELA SEM **NO**	7. FORNADA SER **FOR**
3. NADAR SEM **NA**	8. CARNAVAL SEM **CAR**
4. PEQUENA SEM **QUE**	9. PATERNO SEM **PA**
5. PANELA SEM **PA**	10. NEVOAR SEM **NE**

12. MONTE NOVAS PALAVRAS

AMAR = P. EX.: MAR	ANÃO = _____	BARCO = _____
BOI = _____	CAÇADA = _____	CALÇA = _____
CAMA = _____	CASA = _____	CHAMADA = _____
CHUVA = _____	CIDA = _____	CIDADE = _____
DOBRA = _____	FAIXA = _____	FAMA = _____
FERA = _____	FOCA = _____	FORA = _____
FÚTIL = _____	GALHO = _____	GELA = _____
GEMA = _____	JAULA = _____	LAÇO = _____
LEVA = _____	MACHO = _____	MANA = _____
MANO = _____	MASSA = _____	MELA = _____
MOLHA = _____	NAVE = _____	PANO = _____
PASSA = _____	PATADA = _____	PESCADA = _____
POVO = _____	PUMA = _____	RISCA = _____
ROUCO = _____	SALGA = _____	SECO = _____
SONDA = _____	SOPA = _____	SUMA = _____
TOCA = _____	TOURO = _____	VIDA = _____

13. EXPLIQUE AO PACIENTE QUE VOCÊ ESTÁ FALANDO A PALAVRA AO CONTRÁRIO E PEÇA A ELE PARA REVERTER

1. PA...MA = P. EX.: MAPA	6. SOL...DO...DA = _____
2. LO...CO = _____	7. CA...CO...SA = _____
3. PO...CO = _____	8. PA...TA...CA = _____
4. TO...MO = _____	9. SAL...DA...GA = _____
5. BO...LO = _____	10. RA...DA...LA = _____

14. FALE A PALAVRA E PEÇA PARA O PACIENTE BATER PALMAS NAS SÍLABAS

1. PATO	6. BOLACHA
2. BALA	7. COMPUTADOR
3. CAQUI	8. CASAMENTO
4. SAPATO	9. NAMORADO
5. CAMISA	10. LIQUIDIFICADOR

15. FALE A FRASE E PEÇA PARA O PACIENTE BATER PALMAS NAS PALAVRAS DITAS

1. O GATO ESTÁ MIANDO.
2. VOCÊ É MUITO BONITO.
3. EU ADOREI O SEU VESTIDO VERDE.
4. O CAMINHÃO QUEBROU NA ESTRADA.
5. MEUS NETOS PRATICAM NATAÇÃO.
6. DA JANELA VI O ANEL DA SUA MÃE.
7. O VELHO MARINHEIRO AVISTOU UMA ILHA.
8. REGINA VIAJOU DE ÔNIBUS NAS FÉRIAS.
9. AQUELA LINDA ATRIZ FEZ OPERAÇÃO NO NARIZ.
10. CAROLINA NÃO TOMA LEITE COM NATA.

16. FALE E/OU ESCREVA O QUE SE PEDE

NOME DE PESSOA COM R = _____

NOME DE ANIMAL COM P = _____

NOME DE UM OBJETO COM B = _____

NOME DE UMA COR COM A = _____

NOME DE UMA FRUTA COM M = _____

NOME DE UM BRINQUEDO COM E = _____

NOME DE UMA DE UMA AMIGA COM C = _____

NOME DE UM MÊS COM D = _____

17. ESCREVA O NOME DA GRAVURA FAZENDO A DIVISÃO SILÁBICA

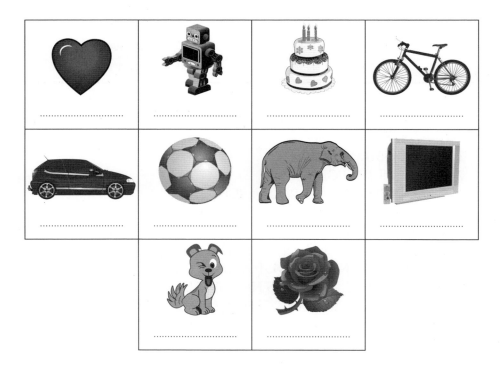

Exercícios (Separação e Junção de Sílabas, Consciência Fonológica, Rima, ... **89**

18. ADEDANHA OU *STOP*: CONTE AS LETRAS E ESCREVA (NOME, OBJETO, FRUTA OU VERDURA, COR, ANIMAL E BRINQUEDO). QUEM ACABAR PRIMEIRO FALA *STOP*. E FALAMOS O QUE CADA UM ESCREVEU – NOMES IGUAIS 5 PONTOS E NOMES DIFERENTES 10 PONTOS. CONTAMOS E MARCAMOS O TOTAL. EXEMPLO, LETRA B

NOME	OBJETO	FRUTA OU VERDURA	COR	ANIMAL	BRINQUEDO	TOTAL
BEATRIZ	BATOM	BANANA	BEGE	BODE	BOLA	

19. FAÇA FRASES COM

ELEFANTE: _____

GATO: _____

UVA: _____

LARANJA: _____

PANELA: _____

CASTELO: _____

LEÃO: _____

LUA: _____

TESOURA: _____

TUBARÃO: _____

SAPATO: _____

PIRULITO: _____

PINGUIM: _____

POLVO: _____

VIOLÃO: _____

ESPELHO: _____

CORAÇÃO: _____

90   Exercitando Se Aprende

FOLHAS: _____

TOMATE: _____

VACA: _____

COPO: _____

APITO: _____

LUPA: _____

20. OLHE AS LETRAS E MONTE PALAVRAS (MÍNIMO 20)

A	O	P	E	L
I	T	U	B	V

EXEMPLO: BOLA, LATA ETC.

_____

_____

_____

21. COMPLETE OS ESPAÇOS

TEXTO: PASSEIO SEM AVISO

CAMILA E CARLA VÃO COMPRAR _____ E TOMATE NA _____ PERTO DE SUA CASA. ELAS LEVAM UM _____ E NUNCA SE ESQUECEM DA _____, PORQUE SEM DINHEIRO A DONA FICA BRAVA.

NUM DIA MUITO QUENTE O SOL DEIXOU AS MENINAS COM _____ E ELAS QUISERAM PASSAR ANTES NO PARQUE E VOLTAR DEPOIS DAS _____ HORAS DA TARDE. SUA MÃE FICOU MUITO_____ E CHAMOU UM _____ PARA BUSCÁ-LAS.

O MOTORISTA FOI_____ AS MENINAS E QUIS COMPRAR BRÓCOLIS E UM_____ PARA_____ NO JANTAR.

QUANDO CHEGARAM EM CASA A MÃE DELAS ESTAVA QUASE _____ PORQUE JÁ TINHA COMEÇADO A _____ DAS SETE HORAS, NO CANAL _____. ELAS DEMORARAM QUARENTA E _____MINUTOS PARA CONTAR TODA A _____ E PROMETERAM NUNCA _____ SAIR SEM_____.

22. ORDENE AS FRASES E REESCREVAS-AS CORRETAMENTE

O PUXA A CAVALO CARROÇA.

___

PENTEAR VOU COMPRIDO. O CABELO

___

TELEFONE O E EU TOCA ATENDO.

___

FELIPE UMA FEIA. TEM FOTO MUITO

___

TAREFA É A DIFÍCIL.

___

Á NO FUI EU FEIRA FERIADO.

___

É MUITO FIFI VACA UMA FOFA.

___

A DE É DÉBORA FAMÍLIA FELIZ.

___

23. VAMOS FORMAR FRASES COM AS PALAVRAS ABAIXO

| JOÃO | ANA | COME | BEBE | CHÁ | PÃO |

EXEMPLO.: ANA BEBE CHÁ.

___

___

___

24. PEÇA AO PACIENTE PARA FALAR O SOM DE CADA FONEMA

BOTA: P. EX.: B...O...T...A	GATO	CAFÉ
GIZ	CANO	LÁPIS
DADO	MESA	DEDO
NARIZ	FITA	SAPO
FOGO	SINO	CHUVA

25. SEPARE OS OBJETOS NO QUADRO ABAIXO: CARRO, AMBULÂNCIA - AVE, BORBOLETA - AVIÃO, BICICLETA - BOI, FORMIGA - CASINHA, CASA - GATO, ELEFANTE - HIPOPÓTAMO, ZEBRA - MOSQUITO, LEÃO - MAR, PASSARINHO - FLOR, MONTANHA - SOL, ESTRELINHA - CARANGUEJO E URSO

OBJETO MAIOR	OBJETO MENOR

Exercícios (Separação e Junção de Sílabas, Consciência Fonológica, Rima, ...

26. RESPONDA AS CHARADINHAS

É DE METAL E A MENINA USA NO CABELO: _____

É UM ANIMAL QUE BATE PALMAS E EQUILIBRA UMA BOLA NO NARIZ: ___
_____

A COR DAS VERDURAS DE FOLHA: _____

É MARROM-ESCURO, É FEITO PELAS MANHÃS E TEM UM CHEIRO BEM MARCANTE: _____

PARA ELEGER OS POLÍTICOS USAMOS O: _____

ELA NÃO FALTA NOS ANIVERSÁRIOS E TEM DE SER APAGADA: _____

PARA LEMBRARMOS DAS PESSOAS QUANDO BEBÊS OLHAMOS UM ÁLBUM DE: _____

O CONTRÁRIO DE MORTO: _____

O CONTRÁRIO DE BONITA: _____

27. CONTE AS SÍLABAS

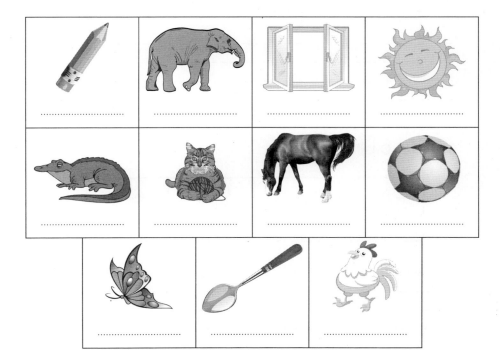

28. OBSERVE, ORDENE A GRAVURA E FAÇA UM TEXTO

A) SÃO CINCO TEXTOS, REPRESENTADOS POR QUATRO GRAVURAS:

TEXTO 1: A ABELHA

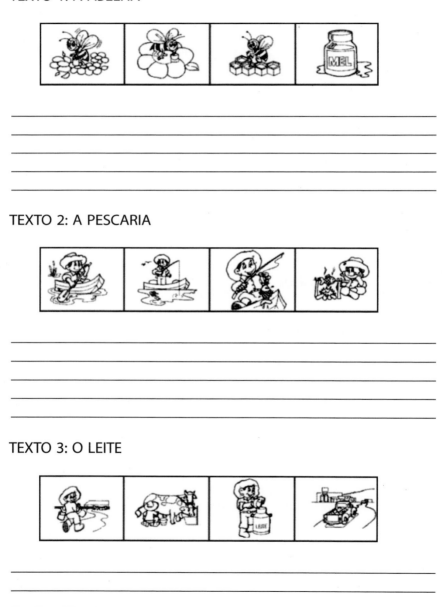

TEXTO 2: A PESCARIA

TEXTO 3: O LEITE

TEXTO 4: A CASA

TEXTO 5: O VESTIDO

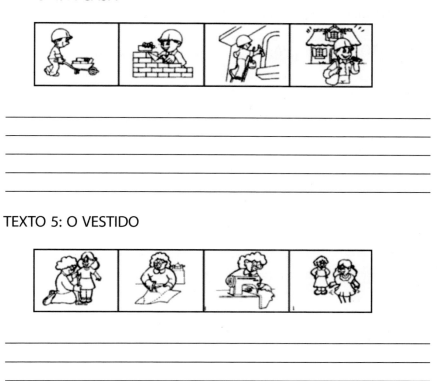

B) DÊ UM TÍTULO E CRIE UM TEXTO:
TEXTO 1

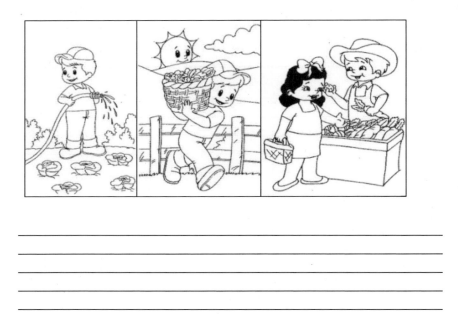

TEXTO 2

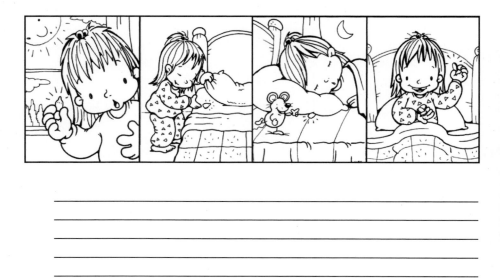

Exercícios (Separação e Junção de Sílabas, Consciência Fonológica, Rima, ... **97**

29. OLHE A GRAVURA E PREENCHA OS BALÕEZINHOS

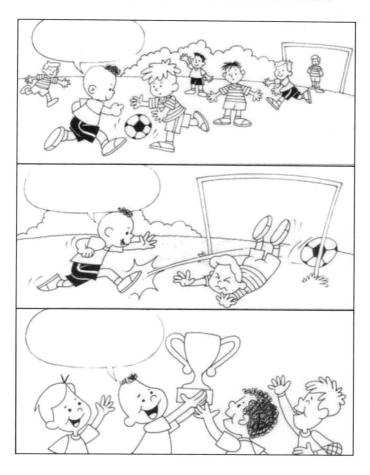

Exercícios (Separação e Junção de Sílabas, Consciência Fonológica, Rima, ...) 99

30. COMPLETE AS RIMAS CORTANDO E COLANDO

SOU UMA COISA QUE ROLA.
POR ISSO SOU A:

SOU UMA LINDA MENINA.
DANÇO, SOU A:

VIVO NO MAR E NÃO NA AREIA.
MEU NOME É:

EU PODERIA SER A XUXA, MAS NÃO, SOU A:

MESMO ABERTO OU FECHADO, SEMPRE SOU O:

BARULHENTO E PEQUENINO, MUITO PRAZER SOU O:

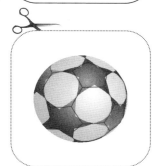
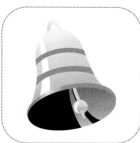
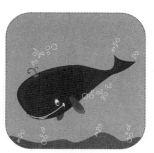
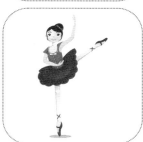
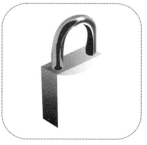
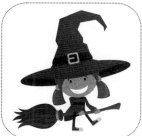

TEXTOS

1. TEXTO: TREM FANTASMA

NO DIA DOS NAMORADOS
CONVIDEI JOANA D'ARC
PARA ANDAR NO TREM FANTASMA
QUE MONTARAM LÁ NO PARQUE.

MAL O TREM ENTROU NO TÚNEL,
NA TOTAL ESCURIDÃO,
JOANA SOLTOU UM GRITO
AO VER O ZÉ DO CAIXÃO!

MORCEGOS SOBREVOAVAM
UMA COVA DE SERPENTES
E UM LOBISOMEM ROSNAVA,
MOSTRANDO TODOS OS DENTES!

UMA MÚMIA BALANÇANDO
NUMA TUMBA, AO SOM DE ROCK,
DEIXOU A POBRE JOANA
QUASE EM ESTADO DE CHOQUE!

PIOR FOI QUANDO CAIU,
BEM NO COLO DA MENINA,
A CABEÇA DE UM BONECO,
CORTADA NA GUILHOTINA!

JOANA FICOU HISTÉRICA,
PEDIU PARA O TREM PARAR.
FOI UMA DECEPÇÃO,
POIS EU QUERIA FICAR...

MAS QUANDO UMA BARATA
POUSOU BEM NO MEU JOELHO,
EU PULEI FORA DO TREM,
ENVERGONHADO E VERMELHO

"VOCÊ TEM RAZÃO, JOANA.
VAMOS PARA OUTRO BRINQUEDO.
TREM FANTASMA NUNCA MAIS,
MENINAS MORREM DE MEDO..."

MARQUE AS PALAVRAS QUE RIMAM

RESPONDA

COMO SE CHAMA A MENINA DA HISTORIA?

QUE DIA ELES ANDARAM NO TREM FANTASMA?

O QUE CAIU NO COLO DA MENINA?

O QUE POSOU NO JOELHO DO MENINO?

O QUE SOBREVOU DENTRO DO TREM?

DESENHE UMA ILUSTRAÇÃO PARA HISTÓRIA.

Textos

2. TEXTO: A RUA VIROU RIO

OLHANDO A FOTOGRAFIA DO JORNAL, ZEZINHO, UM MENINO CURIO-SO, PERGUNTOU PARA O PAI:

— PAPAI, PORQUE A RUA DA CIDADE VIROU RIO?

— PORQUE CHOVEU MUITO. ESSE MONTE DE ÁGUA FEZ ENGUIÇAR MUITOS CARROS E ATRAPALHOU MUITA GENTE.

ZEZINHO, ENTUSIASMADO, RESPONDEU:

— QUE LEGAL PAI! ENTÃO EU QUERO UM BARCO NO MEU ANIVERSÁRIO EM VEZ DE UMA BICICLETA.

— COMBINADO, FALOU O PAI.

ENCONTRE NO TEXTO E MARQUE

PONTO FINAL – VERDE

TRAVESSÃO – AMARELO

DOIS PONTOS – ROSA

INTERROGAÇÃO – VERMELHO

EXCLAMAÇÃO – AZUL

PALAVRAS COM M – PRETO

PALAVRAS COM P – CINZA

PALAVRAS COM B – MARROM

PALAVRAS COM C – LARANJA

RESPONDA

O QUE ZEZINHO QUERIA GANHAR? _____

O QUE ACONTECEU COM A RUA? _____

O MENINO ERA CURIOSO?_____

ONDE O MENINO VIU A FOTOGRAFIA? _____

DE OUTRO NOME PARA A HISTÓRIA. _____

DÊ UM FINAL DIFERENTE PARA A HISTÓRIA:

_____

_____

_____

_____

3. TEXTO

O COELHO É UM ANIMAL PEQUENO, TRANQUILO, QUE GOSTA DE CO-MER FRUTAS E VERDURAS. ELE PODE SER BRANCO, CINZA, PRETO OU BEGE. TEM OLHOS BONITOS E PELO MACIO.

O COELHO É BEM GULOSO E ADORA CENOURAS...

O COELHO É TAMBÉM SÍMBOLO DA PÁSCOA E TRAZ OVOS DE PÁSCOA DE CHOCOLATE BEM GOSTOSOS. AS CRIANÇAS ADORAM OS COELHOS.

VOCÊ GOSTARIA DE TER UM COELHO?

RESPONDA

QUE TAMANHO É O COELHO? _____

DE QUE CORES PODEM SER OS COELHOS? _____

O QUE OS COELHOS ADORAM COMER? _____

O COELHO É SÍMBOLO DO QUE? _____

4. TEXTO: O TREM

O TREM É UM MEIO DE TRANSPORTE NÃO MUITO USADO NO BRASIL. TEMOS VÁRIOS TIPOS DE TRENS: O DE PASSEIO, QUE NOS LEVA DE UM LUGAR A OUTRO; O DE TRANSPORTE, QUE CONDUZ CARGA ETC.

É BEM GOSTOSO ANDAR DE TREM... É TRANQUILO... PODEMOS ADMI-RAR A PAISAGEM...

HÁ TAMBÉM TRENS RÁPIDOS, COMO O TREM BALA, METRÔ E OUTROS MAIS CALMOS... O DE TRANSPORTE... E O DE PASSEIO.

VAMOS ANDAR DE TREM?

RESPONDA

O TREM É MUITO USADO NO BRASIL? _____

VOCÊ GOSTARIA DE IR DE TREM A ONDE? QUAL TREM USARIA? _____

5. TEXTO: A NOIVA DO MONSTRO

UM CIENTISTA BEM MALUCO
RESOLVEU DAR, DE PRESENTE,
UMA NOIVA PARA SEU MONSTRO
QUE ESTAVA CARENTE.

JUNTANDO PERNAS E BRAÇOS,
FOI FORMANDO A CRIATURA
E REMENDOU A CABEÇA,
SEM DISFARÇAR A COSTURA.

QUANDO O MONSTRO A VIU PRONTA,
NA MESA DE CIRURGIA,
SENTIU UM CALOR NO PEITO
E FEZ LINDA POESIA:

"QUANDO SEU OLHAR ME ENCONTRA
FERVE MEU SANGUE GELADO.
SÓ CONSIGO SER HUMANO
TENDO VOCÊ DO MEU LADO!"

MARQUE AS PALAVRAS QUE RIMAM

RESPONDA

1. O TEXTO FALA SOBRE O QUE? _____
2. DESENHE ALGO PARA ILUSTRAR O TEXTO.

Textos

6. TEXTO: O SUSTO DO PAPAGAIO

MANUELA É UMA MENINA MUITO LEGAL, POIS TEM UM MONTE DE AMI-GOS E DOIS ANIMAIS: UM PAPAGAIO E UM MICO.

ELA CUIDA BEM DOS BICHOS E NÃO DEIXA FALTAR NADA DE COMIDA PARA ELES. O MICO GOSTA DE FRUTAS E O PAPAGAIO COME MUITAS SEMENTES DE ABÓBORA.

UM DIA MANUELA FOI ABRIR A GAIOLA PARA COLOCAR COMIDA E O PA-PAGAIO ESCAPOU, MAS ELA PULOU RÁPIDO E PEGOU O DANADO. ELE NÃO FUGIU PORQUE A JANELA ESTAVA FECHADA. QUE SORTE!

O MICO BATEU PALMAS E TODOS DERAM RISADAS.

RESPONDA

POR QUE MANUELA É UMA MENINA LEGAL? _____

_____

COMO ELA CUIDA DOS SEUS BICHOS? _____

_____

POR QUE MANUELA FOI ABRIR A GAIOLA? _____

_____

O QUE TERIA ACONTECIDO SE A JANELA ESTIVESSE ABERTA? _____

_____

VOCÊ GOSTOU DA HISTÓRIA? POR QUÊ? _____

_____

DÊ UM NOME PARA OS BICHOS DE MANUELA. _____

_____

DÊ OUTRO FINAL PARA HISTÓRIA. _____

_____

_____

108 Exercitando Se Aprende

ESCREVA AS PALAVRAS QUE ESTÃO FALTANDO NO TEXTO SEM OLHAR

MANUELA É UMA _____ MUITO LEGAL, POIS TEM UM MON-TE DE _____ E DOIS ANIMAIS: UM PAPAGAIO E UM _____.

ELA _____ BEM DOS BICHOS E NÃO DEIXAR FALTAR NADA DE _____ PARA ELES. O MICO _____ DE FRUTAS E O PAPA-GAIO COME MUITAS SEMENTES DE _____.

UM DIA MANUELA FOI ABRIR A _____ PARA COLOCAR COMIDA E O PAPAGAIO _____, MAS ELA PULOU RÁPIDO E PEGOU O _____. ELE NÃO FUGIU PORQUE A _____ ESTAVA FECHADA. QUE SORTE!

O MICO BATEU _____ E TODOS DERAM _____.

7. TEXTO 1

LÚCIA FOI VIAJAR PARA SÃO PAULO E LEVOU UMA MALA AMARELA. SUA IRMÃ MAIS VELHA FOI COM UMA MALETA LARANJA E LILÁS, E AS DUAS ESTAVAM FELIZES OLHANDO PELA JANELA DO CARRO.

LÁ FORA A LUA E AS ESTRELAS LUZIAM NO CÉU DE SÃO PAULO.

FOI UMA VIAGEM LEGAL.

RESPONDA

QUE COR ERA A MALA DE LÚCIA? E DA SUA IRMÃ?

_____

PARA ONDE ELAS FORAM?

_____

QUAL MEIO DE TRANSPORTE USARAM?

_____

DÊ UM TÍTULO PARA HISTÓRIA.

_____

TEXTO 2

PAPAI E FELIPE SAEM PARA SOLTAR PIPA E VER O SAPO PULAR NA LA-GOA.

ELES PASSEIAM PELA PRAÇA, COMEM PIPOCA E NÃO LIGAM PARA AS PICADAS DOS PERNILONGOS.

SUA IRMÃ PAULA TAMBÉM GOSTA DE PASSEAR, MAS PREFERE PEGAR PEIXES E ESPERAR SENTADA NO CAMPO, COM OS PÉS APOIADOS EM UMA PEDRA.

RESPONDA

COMO SE CHAMA O IRMÃO DE PAULA?

O QUE ELES COMEM NA PRAÇA?

O QUE PAULA GOSTA DE FAZER?

8. LEIA O TEXTO E RESPONDA MARCANDO COM UM X

O MIAU TOMA LEITE E DEITA NO TAPETE DA VOVÓ. (1ª IDEIA)

ELE MIA MUITO, TEM 4 PATAS PRETAS E O PEITO MARROM. (2ª IDEIA)

A PAULA O LEVA PARA PASSEAR, MAS ELE PULA E VAI EMBORA. PAULA TEM MEDO QUE ELE NÃO VOLTE MAIS. (3ª IDEIA)

MAS LÁ VEM O MIAU DE NOVO, LEVE E MOLE. (4ª IDEIA).

1. O MIAU TOMA SUCO	☐ SIM	☐ NÃO
2. O PEITO DELE É MARROM	☐ SIM	☐ NÃO
3. PAULA E A VOVÓ LEVAM O MIAU PARA PASSEAR	☐ SIM	☐ NÃO
4. O GATO VOLTA SEMPRE	☐ SIM	☐ NÃO
5. A PAULA VAI EMBORA	☐ SIM	☐ NÃO

DESENHE A SEQUÊNCIA DE IDEIAS DO TEXTO

1ª IDEIA	2ª IDEIA
3ª IDEIA	4ª IDEIA

9. TEXTO: A FAMÍLIA DO FELIPE

FELIPE E SUA FAMÍLIA FORAM À FEIRA.

ELES FORAM COMPRAR ALGUMAS COISAS PARA FAZER UMA BELA FEIJOADA, UMA FAROFA FEITA COM FOLHAS DE COUVE E UM BOLO DE FUBÁ.

FELIPE E SEUS PAIS FAZEM A MAIOR FESTA NA COZINHA, POIS ELES ADORAM FICAR JUNTOS!

NO FINAL DO DIA, ELES PASSEIAM ATÉ A CASA DA VOVÓ FILOMENA E DO VOVÔ FABIANO. LÁ, ELES TOMAM CAFÉ FORTE FEITO COM MUITO CARINHO.

RESPONDA

O QUE FELIPE E SUA FAMÍLIA FORAM FAZER NA FEIRA?

O QUE É UMA FEIJOADA?

VOCÊ JÁ COMEU FEIJOADA? GOSTOU?

---

10. TEXTO: O ZANGÃO E O GRAVETO (AUTOR: ELI CARNEIRO)

UMA ABELINHA E UM ZANGÃO RESOLVERAM MORAR JUNTOS EM UM BURACO. ALI PROMETERAM JURAS DE AMOR UM AO OUTRO E TAMBÉM PROGREDIR.

DISSE O ZANGÃO: – AMOR, PARA O BEM DA NOSSA FELICIDADE, EU IREI ATRÁS DE UMA BELÍSSIMA ÁRVORE PARA NÓS PODERMOS VIVER EM PAZ E HARMONIA. FAREI DE TUDO PARA TE DEIXAR FELIZ.

RESPONDEU A ABELINHA: – VÁ AMOR E VÊ SE ACHA UMA ÁRVORE BEM BONITA PARA NÓS PODERMOS PRODUZIR MEL E VENCERMOS TODAS AS BARREIRAS DIFÍCEIS.

E O ZANGÃO FOI A PROCURA DA TAL ÁRVORE.

DEPOIS DE MUITO TEMPO PROCURANDO E NÃO ACHAR NADA. O ZANGÃO CANSADO RESOLVEU PARAR EM UM LUGAR NO CHÃO PARA DESCANSAR. SENTOU-SE AO LADO DE UM GRAVETO E ALI PASSOU A CONVERSAR COM DEUS...

RESPONDA

QUAIS SÃO OS INSETOS QUE CITA A HISTÓRIA?

MARQUE AS PALAVRAS QUE TENHAM DUAS SÍLABAS.

O ZANGÃO ENCONTROU UM LUGAR?

MARQUE AS PALAVRAS COM TRÊS SÍLABAS DE VERMELHO.

11. TEXTO: UMA ÁRVORE QUE FICA NO MEIO DO CAMINHO (AUTOR: ELI CARNEIRO)

ESTOU SENTADO EM UM BANQUINHO. NA MINHA CASA, EM UM CANTINHO. ESCREVENDO UMA HISTÓRIA SOBRE UMA ÁRVORE QUE FICA NO MEIO DO CAMINHO.

NÃO ESTOU ESCONDIDINHO. VOCÊ ME ENXERGA "FACINHO" E PERCEBE QUE A MINHA HISTÓRIA É SOBRE UMA ÁRVORE QUE FICA NO MEIO DO CAMINHO.

TODOS FORAM PASSEAR. DEIXARAM-ME SOZINHO. FICOU APENAS MEU CACHORRINHO E TAMBÉM MEU CADERNINHO. PARA ESCREVER A HISTÓRIA SOBRE UMA ÁRVORE QUE FICA NO MEIO DO CAMINHO.

O SILÊNCIO TOMA CONTA DE TUDO. TUDO ESTÁ QUIETINHO. A TARDE CHEGA DEVAGARINHO. E EU AQUI ESCREVENDO SENTADINHO SOBRE UMA ÁRVORE QUE FICA NO MEIO DO CAMINHO.

DE ONDE ESTOU ENXERGO TUDO DIREITINHO. ENXERGO A ENTRADA E MEU QUARTINHO. E FICO IMAGINANDO A MINHA HISTÓRIA SOBRE UMA ÁRVORE QUE FICA NO MEIO DO CAMINHO.

OLHO PARA FORA, TAMBÉM VEJO MEU QUINTAL, MEU JARDIM, UM RIACHINHO E UMA ÁRVORE QUE FICA NO MEIO DO CAMINHO.

PROCURO FICAR CONCENTRADINHO. PARA NÃO ESCREVER NADA ERRADINHO DESSA MINHA ÁRVORE QUE FICA NO MEIO DO CAMINHO.

Textos **113**

NÃO ESTOU COM PRESSA DE ESCREVER, POR ISSO ESCREVO "DEVAGARINHO". PARA SAIR TUDO DIREITINHO DA MINHA HISTÓRIA DE UMA ÁRVORE QUE FICA NO MEIO DO CAMINHO.

A NOITE TÁ CHEGANDO. O PESSOAL APARECE UM A UM DEVAGARZINHO E ME PERGUNTAM: – O QUE ESCREVE AÍ MOCINHO? RESPONDO:- É UMA HISTÓRIA SOBRE UMA ÁRVORE QUE FICA NO MEIO DO CAMINHO.

PRETENDO TERMINAR LOGUINHO...LOGUINHO. MAS AGORA VOU DAR UM TEMPINHO, APROVEITANDO QUE ELES CHEGARÃO. DAREI UMA VOLTA COM MEU CACHORRINHO E DEPOIS TERMINO A MINHA HISTÓRIA UMA ÁRVORE QUE FICA NO MEIO DO CAMINHO.

JÁ VOLTEI DO PASSEIO. FUI AQUI PERTINHO. AGORA VOLTO A ME CONCENTRAR JUNTO AO MEU CADERNINHO E CONTINUO ESCREVENDO A MINHA HISTÓRIA QUE É DE UMA ÁRVORE QUE FICA NO MEIO DO CAMINHO.

VOU TERMINAR, POIS SAIO AMANHÃ CEDINHO. VOU TRABALHAR COM MEU CARRINHO, ESPERO QUE QUANDO FOR, VOLTE INTERINHO E NÃO DÊ DE ENCONTRO COMO UMA ÁRVORE QUE FICA NO MEIO DO CAMINHO.

QUANDO COMEÇO UMA HISTÓRIA PROCURO FICAR CALMINHO. NÃO ESCREVO BESTEIRAS, FAÇO TUDO CONTROLADINHO. PORQUE SE NÃO TOPO COM UMA ÁRVORE QUE FICA NO MEIO DO CAMINHO.

EXISTEM PESSOAS, QUE SÃO MUITO APRESADINHAS, NÃO SE IMPORTAM SE FAZEM BEM FEITO OU SE FAZEM BAGUNÇADINHO. E AÍ QUE SE DÃO MAL PORQUE PESSOAS ASSIM TOPAM COM UMA ÁRVORE QUE FICA NO MEIO DO CAMINHO.

DEUS FEZ TUDO PERFEITO E CERTINHO, DUROU SETE DIAS, NEM MAIS UM MINUTINHO. COLOCOU CADA PLANTA NO SEU LUGARZINHO. SE VOCÊ BATE OU TROPICA EM UMA DELAS, NÃO A CULPE, PORQUE ELA É UMA ÁRVORE QUE FICA NO MEIO DO CAMINHO.

ESTE POEMA ESCREVI SOZINHO. NÃO TINHA NADA PARA FAZER EM UM DOMINGO À TARDE NO MEU SITIOZINHO. NÃO TENHO EXPERIÊNCIA DE ESCREVER VERSINHO. SE FAZ OU ESCREVE MELHOR DO QUE EU! DESVIE DA ÁRVORE QUE FICA NO MEIO DO CAMINHO.

RESPONDA
QUAL É A FRASE QUE SE REPETE NA HISTÓRIA?

MARQUE AS PALAVRAS QUE RIMAM NO TEXTO.

ESCREVA 5 PALAVRAS COM C:

FAÇA UM DESENHO PARA ILUSTRAR A HISTÓRIA.

BARALHO DAS LETRAS

CORTE AS CARTAS COM AS LETRAS E EMBARALHE!

REGRAS:

- DIVIDA 10 CARTAS PARA CADA PARTICIPANTE.
- COM O RESTO DAS CARTAS FAÇA UM MONTE E VIRE A PRIMEIRA.
- CADA PARTICIPANTE TERÁ QUE FORMAR PALAVRAS (P. EX.: PÁ, DOI, MEU, BOLA, MALA ETC.) COM AS SUAS CARTAS, COLOCANDO AS PALAVRAS FORMADAS PARA QUE TODOS OS PARTICIPANTES VEJAM
- O PARTICIPANTE PODE PEGAR UMA CARTA NO MONTE OU PEGAR A CARTA DA MESA, TENDO QUE DESCARTAR TODAS ÀS VEZES. ASSIM QUE DESCARTAR PASSA A VEZ PARA O OUTRO PARTICIPANTE.
- QUEM ACABAR COM AS CARTAS PRIMEIRO É O VENCEDOR!

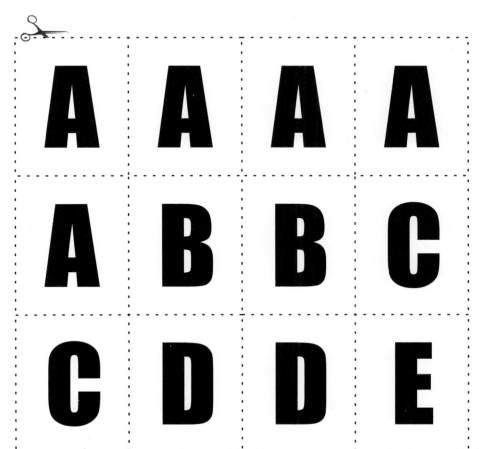

Baralho das Letras

E E E E

F F G G

H I I I

I I J J

Baralho das Letras

K	**L**	**L**	**L**
M	**M**	**M**	**N**
N	**N**	**O**	**O**
O	**O**	**O**	**P**

Baralho das Letras

P Q R R

R S S S

S T T U

U U U U

Baralho das Letras

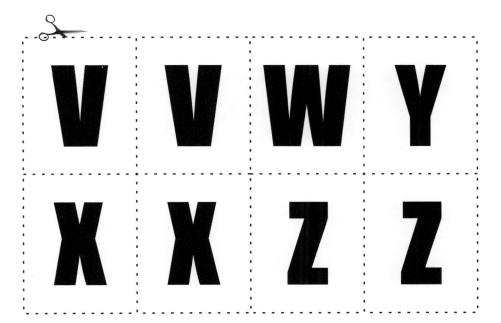

BIBLIOGRAFIA

Bag M. *Meu primeiro livro de horror*. Rio de Janeiro: Escrita Fina, 2012.

Canongia MB. *Manual de terapia da palavra*. 4. ed. Rio de Janeiro: Rio Medi Livros, 1988.

Jageradams M, Foorman BR, Lundberg I *et al. Consciencia fonologica em crianças pequenas*. Porto Alegre: Artmed, 2006.

Souza PT, Jardini RSR. *Alfabetização com as boquinhas*. 3. ed. São Paulo: Pulso, 2008.

Torres FM. *Aprender...Ler...brincar...* Rio de Janeiro: Revinter, 2010.

Torres FM. *Fonemas, sons e brincadeiras*. Rio de Janeiro: Revinter, 2008.

Site

Disponível em: <www.ensinar-aprender.com.br>